过禅意人生

存在主义治疗师眼中的幸福

包祖晓 著

华夏出版社
HUAXIA PUBLISHING HOUSE

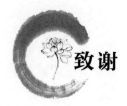 **致谢**

在此，我谨向我的母亲池玉香和已故的父亲包汝省表示感谢，感谢你们不仅给了我生命，还教会我如何过禅意的生活。

我想向妻子张丽和女儿包静怡表示感谢，感谢你们的陪伴和宽容。

我想感谢台州医院心理卫生科的陈宝君、虞安娜、李燕、何聪聪、章永川，以及中医科的何贵平，感谢你们提供宝贵的意见。

我想向我的来访者表示感谢，感谢你们的信任，没有你们提供的临床资料，我无法完成此书。

最后，我要向所有帮助过我的人表示感谢。

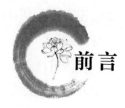

前言

但是除了一个人生活中那种简单和谐外，幸福又会是什么呢？

——阿贝尔·加缪

"人，诗意地栖居在大地上。"德国存在主义哲学家海德格尔如是说。然而，进入 21 世纪以来，世事日趋繁复，人们心中的压力也越来越大。这种"诗意栖居"的生活似乎已经与我们渐行渐远，只剩下一个令人憧憬的魅影。现代人在所谓变得更加现实的假象中丧失了对自己的把握，他们想要得到快乐和幸福，但却不知道如何得到它、在哪里找到它。许多人的生命耗费在忧虑、恐惧、抑郁、悔恨、疑惑、迷惘和焦虑之中，即使那些小有成就的人，甚至许多社会"精英"，也时常感到不堪重负。

很多时候，这个世界快得让我们难以跟上，更不用说有足够的时间进行独立思考和重新为自己定位了。我们总是忙忙碌碌，追逐着自己的尾巴，被搞得晕头转向。由于没有时间进行深入地洞察自身、了解彼此，人们就失去了自己的信仰和价值观，整天跟着媒体所宣传的那些理念走，让自己的生活基于那种幸福和 / 或成就是唯一目标的假设。然而，这些理念许多时候只是一阵风——引领一时的风尚。从某种程度上可以说，我们依然处于"由于畏惧而假装相信的年代"。

亨利·詹姆斯对此深有所悟，他睿智地指出："要尽全力生活，不这样就是错的。不管干什么事情，只要有自己的生活就行。如果没有自己的生活，那你还有什么？"这句话的意思是：重要的不在于生活是否幸福，重要的是生活本身。

作为精神／心理卫生科医生，作者对此深表赞同。我们应当坚持对真理和正确的生活方式进行探索和追求，而不应该把自己裹在"保持积极乐观"、跟随大流和时尚等积极心理学的糖衣之中，像天真的孩子那样想象自己能够吃、住、睡在一家糖果店里并从此永远快乐。因为，生活本身是痛苦的，没有捷径，生活的奥妙不是那种涂抹出来的笑容所能够替代的。

存在主义哲学和心理学告诉我们，当某种生活方式被强加到人们头上，即便是你言之凿凿能为大众带来福祉的那种，实际上是在实施一种专制；为了打造一种平稳舒适、乌托邦的生活方式，只允许那些愉快和积极的情感存在，那到头来总会招来灾难，也就是说，清除那些消极负面的东西只会让阴暗面更阴暗。

还有一种值得注意的现象是，除了那些身体本身的原因（如痴呆、孤独症、脑外伤等）外，精神疾病／心理障碍均缘于不能有效地处理和对待生活问题。但不知为什么，这些生活中的难题变成了医学上需要治疗的病症，许多人还因此长期服用精神科的药物。

作者在长期的临床工作中发现，如果从存在主义心理治疗的角度分析，无论是专注于出人头地，拼命地积累物质财富，或者是忙于消费和娱乐，忙于养生保健等，都与逃避死亡、无意义、孤独、自由和限制等基本的存在性困境有关。心理卫生科医生不能只知道开药，更要紧的任务应该是以帮助人们重新恢复对生活的感受为目标，使来访者成为独立的个体，能够体验到存在意义上"人"的自由与意义。研究禅学的人都知道，这些目标恰恰是历代禅师们所致力解决的问题。例如，佛陀早就提出了"人生本苦"、"诸法无我"和"诸行无常"等存在性困境，并提出了"八正道"等解脱方法。

因此，我们必须把慢性疾病、心理障碍等医疗问题还原回生活中的问题加以解决，把单面向的人转化为活生生的人，使来访者以心甘情愿、热切的态度与生活保持一致，学会在逆境中寻求出路。

有鉴于此，作者以长期的存在主义心理治疗和"禅疗"实践为依托，在整理大量国内外文献和临床经验的基础上，撰写了《过禅意人生：存在主义治疗师眼中的幸福》。书中每篇内容单独成章，以禅学故事、电影故事以及心理治疗中的真实案例为主要组成部分，旨在帮助读者认清生命的实相，摆脱常见的"心理误区"，过上幸福的人生。

　　本书不仅写给正在遭受各种痛苦折磨的人，还可供普通人群、高"压力"人群、"亚健康"人群阅读和使用。

　　此外，本书是"禅疗三部曲"（《与自己和解：用禅的智慧治疗神经症》、《唤醒自愈力：用禅的智慧疗愈身心》以及《做自己的旁观者：用禅的智慧疗愈生命》）的生活版，内容互补而不重叠，有兴趣的读者可相互参考。

包祖晓

2018.8.1

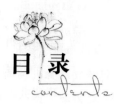

目录
contents

安住当下

生命的意义只能从当下去寻找。逝者已矣，来者不可追，如果我们不追求当下，就永远探触不到生命的脉动。

——一行禅师

有一老宿在结夏安居的三个月都没有对住众说法，有僧人叹气说："一个夏天就这么过去了，我也不敢指望和尚说佛法，能听听正因两个字就心满意足了。"

老宿听了就说："阇黎！别期望得太快，若谈到正因，一字也无！"

说完这话他就后悔了，自己扣扣牙齿说："真是没事找事，无端多说了这句话！"

住在隔壁的另一老宿听了就笑说："好一锅稀饭，被一颗老鼠屎污染了！"

这段内容总体意思是：安住当下，不要无事生非。下面这则公案也是如此：

僧人问赵州禅师："学人刚到丛林，求禅师指示。"

赵州说："吃过粥了吗？"

僧人说："吃过粥了。"

赵州说："那就去洗钵盂吧！"

僧人因此大悟。

从某种角度可以说，禅学教育就是"安住当下"的教育。

在禅学中，"当下"并不属于时间的维度，时间在"当下"是完全消融的。

我们无法定义"当下"，因为在你谈论"当下"的一刹那，它便已悄然而逝。也就是说，"当下"并不是可以测量的时间段，既不是一分钟，也不是一秒钟。"时间尺"无法捕捉到它，"头脑"也看不到它。通常来说，我们能计算、计数时间，如每天有 24 小时，每周有 7 天，等等。对于我们的大脑思维来说，时间似乎是可以计算的。但"当下"超越其外。"当下"并非"过去"与"未来"之间的片刻，它属于另一维度。活在"当下"并不是外在的（比如墙上的时钟），它是内在的事件，是一种存在的方式。《金刚经》所说的"过去心不可得，现在心不可得，未来心不可得"，就是这个意思。

这一理念对我们的工作和日常生活具有重要的指导意义。正如伊丽莎白·库布斯-罗斯所说："只有当我们真的明白并理解我们在地球上的时间有限，而且我们无法知道自己的时间何时用完时，我们才会开始全然地活出每一天，好像那是我们仅有的一天。"电影《偷天情缘》很好地阐述了"安住当下"的意义：

> 男主人公菲尔是一个自大、自恋、刻薄的人，从来不会考虑到别人的感受。他总以为自己是明星，全世界的人都应该为他服务。然而，时间停滞在 2 月 2 日那天不断重复之后，他心理上开始有了一系列的反应：首先是不可思议，然后开始开心地给自己找了好多乐子来过这样的日子，再然后他开始变得恼怒，最后选择了自杀。但是，老天偏偏不放过他，不管他选择怎样的方式结束当天的生活，第二天醒来时总是躺在旅馆的那张床上，收音机里永远传来那两个聒噪的播音员重复播放的新闻。渐渐地，他开始"安住当下"，修身养性，改善人际关系，最后竟然变成了一个广受欢迎的人，跟女制作人丽塔之间的爱情也修成了正果……

"安住当下"这一原则还告诉我们，人必须听从自己内在时间的召唤，以此决定用自己的时间做什么。对此，海明威有一条原则——不要混淆行动（action）和活动（activities）。他花时间去做别人只敢梦想的事。有一次，海明威的恋人兼学生马琳·黛德丽问海明威："夏威夷一个夜总会请我去演唱，报酬丰厚，我是否接受这个邀请？"海明威告诉她："不要去做那些你的心不想立即去做的事。"

需要注意的是，在我们现代的生活中，许多人对"当下"这词产生了许多误解和误用。一种情况是，认为生命短暂，要及时行乐，所以不想工作、不想做事，对生命毫无敬畏之心，整天无恶不作、花天酒地。另一种情况刚好相反，认为"时间就是生命"、"有外在力量支配着自己的生命"，我们必须要"舍己为人"，要"有所作为"。借用电影《肖申克的救赎》里面的话说就是，这些人"要不就是忙着生活，要不就是赶着去死"。其实，这是对"当下"的庸俗化。

下面再借一则禅学故事来强调一下"安住当下"的重要性：

寺院之中，最小的一个和尚负责打扫院子。从春天扫到夏天，一直扫到秋天，小和尚一直勤勤恳恳、任劳任怨地工作。

可是深秋来临，花草凋零，树叶飘落。一夜便是一地落叶，小和尚每天很早就要起床打扫，可是刚扫过，一阵秋风吹过，又会有树叶落下。小和尚不得不一次又一次地打扫。

这实在是一件苦差事，几日之后，小和尚便有了些怨言。每天看着落叶头痛不已，恨不得将那些树连根拔起。

一天，一个师兄给小和尚出了一个主意："你在打扫之前，先把树上的叶子通通摇下来，然后一起扫干净。"

小和尚一听，觉得这是一个不错的主意。因此，在第二天的时候便特意起了一个大早，爬到树上，开始使劲摇动树枝，让叶子通通落下。

然后小和尚就开始扫了起来。果然，扫的时候没有树叶落下来。小和尚十分高兴，心想明天可以不用打扫了。

可是，第三天小和尚起床一看，寺院如同往日一样，还是一地的落叶。小和尚一脸惆怅地看着寺院中的大树。

方丈禅师意味深长地对小和尚说："傻孩子，无论你今天怎么勤劳，明天的落叶还是会飘落下来的啊！世上的事情都是无法提前的，只有认真地活在当下才是真实的。"

有心理卫生科临床经验的人都知道，焦虑症、强迫症、失眠症、疑病症等病人基本上都没有"安住当下"的能力。我们经常会遇到一些来访者，当医生给他布置作业，让其进行练习时，他往往会说："医生，这方法万一无效，那怎么办呢？"另一些人则说："你讲的这些我都懂，也知道有好处，就是做不到。"

一些失眠症来访者，在睡不着时，往往不会去专注自己的呼吸或身体感受，而是想："如果今天睡不好，明天做不了事咋办？""如果得不到充分的休息，身体垮了咋办？"结果是，越着急越睡不着。

一些焦虑症来访者学不会"忍受痛苦、为所当为"，而是整天想着："万一出现身体不适、应付不过来怎么办？"结果是越回避，症状越顽固。

一些疑病症来访者往往不相信医生的诊断及各种检查，而是想着："万一医生误诊了咋办呢？"结果是不断地看医生，但症状一点也没改变。

相应地，培养来访者"安住当下"的能力，就成了许多心理障碍治疗的关键环节。无论是格式塔治疗、存在主义治疗等心理疗法，还是"禅疗"，都非常重视这一原则，即让来访者学习如何在当下妥善处理他对生命的意识，教会来访者聚焦于即时即刻的过程而不是结局，使来访者最终具备"在自己面前"或陪伴自己的能力，以及"在另一个人面前"或陪伴另一个人的能力。

摆脱完美主义

如果在我们心中还存在一丝对错的观念，那我们的心灵就会在混乱中毁坏。

——禅宗三祖僧璨

宝积禅师走过一个市场，看到一个客人在买猪肉。

客人对屠户说："割一斤精肉来！"

屠户听了，放下屠刀，双手叉腰，不高兴地说："老兄！我卖的猪肉哪一块不是精的？"

宝积禅师一听此言，心中惊觉："人生何处不可参禅？"

这段话告诉我们：一切都是最好的安排。这对我们摆脱完美主义具有指导意义。

完美主义是日常生活中常见的一种心理状态，它和洁癖一样，都具有强迫自己维持事物完整性及秩序性的心理倾向。具有这种特点的人，当原本计划的事情没有按照自己所期望的方式展开时，就会万分失望，认为事情糟透了。"每次"、"应该"、"必须"、"不得不"是他们的口头禅。他们的思维方式往往是"全或无"的形式，他们看待事情往往是非白即黑。例如，"如果这次考试成绩不够理想，那我的人生就完蛋了"。

有精神/心理卫生科临床经验的人都知道，完美主义是一系列心理障碍和精神疾病的人格特质。抑郁症、厌食症、焦虑症、强迫症、边缘性人格障碍、酒精依赖等心理障碍，以及施虐狂、工作狂、夫妻关系和人际关系的破裂、各种嗜癖行为，甚至是自杀，等等，这一系列问题均与完美主义有关。

持这种思维模式的人，即使不患心理障碍，也往往是活得相当辛苦、相当累。因为，一旦被完美主义统治，就会满脑子"我应该这样"、"我不应该那样"，或者是"我不能这样"、"我不得不这样"，他们就像是被人操纵的机器，或像是被人牵着鼻子走的牲畜一样。

电影《黑天鹅》对完美主义的危害进行了形象的展现：

> 年轻的芭蕾舞女演员尼娜出生于一个单亲家庭。她的母亲曾经是一位芭蕾舞演员，但是因为怀了尼娜，不得不放弃心爱的芭蕾舞艺术事业，被迫离开舞台。出于她自己未能戴上明星桂冠的遗憾，尼娜母亲把全部希望寄托在尼娜身上。
>
> 在母亲的严格管教下，尼娜的生活简单得就是一条直线：早晨从家门出发，乘车到剧团；晚上从剧团再乘车回家。即便回到家里，母亲也安排好了她的所有活动，包括准时上床睡觉、准时起床、吃什么、喝什么，甚至梳洗和穿什么衣服。
>
> 尼娜在饰演白天鹅时非常顺利，其表现无可挑剔。但无论她多么努力，就是无法胜任黑天鹅这一角色。当她把母亲、总监、莉莉、舞伴都想成了迫害自己的对象，当她敢于对抗母亲，敢于拿刀杀害莉莉（当然是假想的敌人）……之后她成功地演出了邪恶的黑天鹅一幕，满含深情的表演让她似乎变成了一只真正的黑天鹅，两只舞动的胳膊变成了一双翅膀，充满惊艳的美。
>
> 这一幕的成功让大家对尼娜刮目相看，莉莉也来祝贺她，这时尼娜才发现，原来刚才刺杀的是幻想中的自己。

可以说，片中女主角完成黑天鹅这一角色扮演的主要原因，在于她放弃了完美主义、放下了强大的意识控制。如果从禅学的角度看，她打破了强大的理性思维，使假我与内在的真我获得了整合。如果用心理学的语言来描述，她突破了自己强大的心理防御系统，使阴影得到整合。

作者的一位患有焦虑障碍的来访者在摆脱了自己的完美主义之后，不仅焦虑消失于无形，学习也变得轻松自如。下面是她改写的《黑天鹅》：

制片人要制作一个舞台剧《黑天鹅》，希望找到一个能演绎这两种风格的演员。妮娜很想得到这个角色，但是她并不适合演黑天鹅。然而，她还是想尝试一下，她费劲口舌才得到了替补的角色，为了真正得到这个角色，她很辛苦地练习。但是，情况并不是很乐观，她依旧演不出黑天鹅的感觉。沮丧的她倒头就睡。梦里，她看到了另一个自己，那个自己告诉她：我是你的化身，我一直住在你心里，但是你从来没有察觉到我的存在。其实我不是你眼里的黑暗的一面，相反，你很需要我。梦醒了，而妮娜也大彻大悟。

她决定放开自己，出去疯狂一次，她去唱歌，去电影院，去小摊吃烧烤……那些都是她从前不敢做的事。但她还是会坚持练舞，但只局限在规定的时间内，其他的时间她都在释放自己。而后，她发现，黑天鹅的舞蹈她似乎游刃有余了，她进步得非常快。演出快要到来的时候，制片人最后要再检查一下大家的表演，他惊喜地发现妮娜的舞蹈进步很大，她的黑天鹅演得很好，而且白天鹅演得更是唯美，于是在最后关头，他决定让妮娜来演。

最后，妮娜的演出非常成功，她成了万众瞩目的主角。

庄子对完美主义曾有一段精辟的论述：

果真有完成和亏损吗？还是没有完成和亏损？有完成和亏损，好比昭文的弹琴，没有完成和亏损，好比昭文的不弹琴。

庄子的意思是说，昭文虽然是弹琴大师，但不管他弹得多好、多久、多少次，都无法呈现所有美妙的声音，总是有些被遗漏（亏）了。因此，除非他不弹琴，否则只要他一弹琴，就一定有"完成"的部分和"亏损"的部分。换句话说就是，只要你有所作为，结果就一定有"得"的地方，也一定有"失"的地方。譬如，有人在得到财富时，却失去了健康；有人失去了权位，却得到了爱情。

下面再借一则故事来强调一下"摆脱完美主义"的重要性：

某位男士从小对音乐有兴趣，特别喜欢拉小提琴。但成年后却追随父亲的脚步往商场发展，后来也成了一个相当成功的企业家。有一天他陪父亲到一家高级餐厅进餐，现场有一位小提琴手正在为大家表演，琴声悠扬缭绕。年轻的企业家在聆赏之余，想起自己以前学小提琴的种种，觉得好像失落了什么，怅然地对父亲说："如果我当年好好学琴的话，现在也许就能在这里表演了。"父亲微笑地回答道："儿子，你说得没错，但如果是那样的话，你今天也就不会在这儿用餐了。"

在心理卫生科，如果一个来访者言语中"每次"、"应该"、"必须"、"不得不"等表达方式逐渐减少，而"我觉得"、"我喜欢"、"我想要"等表达方式在增加，就意味着他处于逐渐疗愈的过程中。

在临床心理治疗过程中，除运用规范的现代心理治疗技术之外，我们经常运用禅学中的"无我"、"无常"、"平常心"等理念以及"正念禅修"技术，帮助来访者克服人格中的完美主义。

保持平常心

问题的存在并不是为了得到解决，问题只是使生活中必要的张力得以产生的两极罢了。

——赫尔曼·黑塞

赵州从谂禅师，山东人，十八岁到河南初参南泉普愿禅师。当时南泉禅师正躺着休息，见赵州年轻就没有起身，问道："你从哪里来？"

赵州："从瑞像院来。"

南泉："见到瑞相了吗？"

赵州："不见瑞相，只见卧如来。"

南泉禅师于是坐起来，对赵州颇为欣赏，问道："你是有主沙弥？还是无主沙弥？"

赵州："我是有主沙弥。"

南泉："谁是你的师父呢？"

此时，赵州恭敬地顶礼三拜后走到南泉禅师的身边，非常关怀地说道："腊冬严寒，请师父保重！"

于是南泉禅师非常器重赵州。从此，师徒相契，佛道相投，赵州成为南泉禅师的入室弟子。

有一天，赵州禅师请示南泉禅师一个问题："什么是道？"

南泉："平常心是道。"

赵州："除了平常心之外，佛法无边，另外是否还有更高层次的趣向呢？"

南泉："如果心中还存有什么趣向，就有了那边，没有这边；就会顾了前面，忘了后面。因此，所谓全面，被扭曲了的东西，怎会是圆融无碍的道呢？"

赵州："如果佛法没有一个趣向，回顾茫茫，我怎么知道那就是'道'呢？"

南泉："道不属知，不属不知；知是妄觉，不知是无记。若欲真达到不疑之'道'，你应当下体悟，'道'犹如太虚，廓然荡豁，岂可强说是非耶？"

故事中的赵州禅师不用一般的语言回答，而通过顶礼、侍立等行动实践了"平常心"。南泉禅师进一步强调，禅学中的"平常心"与老子提出的"道"具有同等重要的地位，重在实践。

综观典籍可发现，禅学中的"平常心"，是指在日常生活之中能放下执着，不思量、不计较，保持无心任运、自由自在的人生态度。正如马祖禅师所说：

道不用修，但莫污染。何为污染？但有生死心，造作趣向，皆是污染。若欲直会其道，平常心是道。何谓平常心？无造作、无是非、无取舍、无断常、无凡圣……只如今行住坐卧，应机接物，尽是道。

简单地说，"平常心"就是清醒的觉知，具有敏锐、清晰、冷静的特质，与正念类似。用现代心理学术语说，保持平常心就是摘下虚假的面具、打破不健康的心理防御系统，让外在的行为与我们的本心保持一致。用无门慧开的话说就是：

春有百花秋有月，夏有凉风冬有雪；
若无闲事挂心头，便是人间好时节。

可以看出，禅学中的"平常心"对我们的工作和日常生活具有重要的指导意义。保持平常心就是承认死亡、孤独、限制、无意义等"存在性"困境的现实性，不会用工作狂、消费主义、从众行为、追求时尚等方式去逃避；保持平常心就会允许自己失眠和身体出现不适，而不会一味地用药物去控制"痛苦的感受"，也不会反复担心害怕自己生了什么病；保持平常心就会承认任何人都是独立的个体，有权利得到别人的尊重，不会因为与自己意见不一致而恼羞成怒……因为，一切都有其自身的规律。正如《传道书》中所写：

> 凡事都有定期，天下万物都有定时，
>
> 生有时，死有时，栽种有时，拔出所有栽种的也有时。
>
> 杀戮有时，医治有时，拆毁有时，建造有时。
>
> 哭有时，笑有时，哀恸有时，跳舞有时。
>
> 抛掷石头有时，堆聚石头有时，怀抱有时，不怀抱有时。
>
> 寻找有时，失落有时，保守有时，舍弃有时。撕裂有时，缝补有时，静默有时，言语有时。
>
> 喜爱有时，恨恶有时，战争有时，和好有时。

下面再借中国古老的寓言故事《塞翁失马》来表达一下"平常心"的意义：

战国时期有一位老人，名叫塞翁，他养了许多马。一天，马群中忽然有一匹走失了。邻居们听到这事，都来安慰他不必太着急，年龄大了，多注意身体。塞翁见有人劝慰，笑笑说："丢了一匹马损失不大，没准还会带来福气。"

邻居听了塞翁的话，心里觉得好笑。马丢了，明明是件坏事，他却认为也许是好事，显然是自我安慰而已。可是过了没几天，丢的马不仅自动回家，还带回一匹骏马。

邻居听说马自己回来了，非常佩服塞翁的预见，向塞翁道贺说："还是您老有远见，马不仅没有丢，还带回一匹好马，真是福气呀。"

塞翁听了邻人的祝贺，反倒一点高兴的样子都没有，忧虑地说："白白得了一匹好马，不一定是什么福气，也许会惹出什么麻烦来。"

邻居们以为他故作姿态纯属老年人的狡猾。心里明明高兴，有意不说出来。塞翁有个独生子，非常喜欢骑马。他发现带回来的那匹马顾盼生姿，身长蹄大，嘶鸣嘹亮，彪悍神骏，一看就知道是匹好马。他每天都骑马出游，心中洋洋得意。

　　一天，他高兴得有些过火，纵马飞奔，一个趔趄，从马背上跌下来，摔断了腿。邻居听说，纷纷来慰问。

　　塞翁说："没什么，腿摔断了却保住性命，或许是福气呢。"邻居们觉得他又在胡言乱语。他们想不出，摔断腿会带来什么福气。

　　不久，匈奴兵大举入侵，青年人被应征入伍，塞翁的儿子因为摔断了腿，不能去当兵。入伍的青年都战死了，唯有塞翁的儿子保全了性命。

　　心理卫生科的临床经验告诉我们，如果没有"平常心"，那就很容易出现"羡慕"、"嫉妒"、"仇视"等态度，以及"过度补偿"的行为。例如：有的学生学习不好，就在体育、文艺等方面彰显其"威风"；有的女孩功课不好，就在社交场合"出尽风头"；有的人专业做得不好，就在"管人"方面"下大功夫"。在我们的社会中，下面这几项表现也与失去"平常心"有关：

　　（1）过分追求名利；

　　（2）过分苛求自己，目标定得太高；

　　（3）过分功利而忽视感情；

　　（4）过分注重"目的"而忽略"过程"本身；

　　（5）过河拆桥而忽视"感恩"；

　　（6）"不怕一万，只怕万一"的强迫心理和行为；

　　（7）"头悬梁、锥刺股"的学习态度；

　　（8）"工作狂"的生活态度；

　　（9）过分追求官位的"钱权交易"；

　　（10）感觉"压力山大"；

　　（11）打造"XX品牌/等级/规模"。

如果长期失去"平常心"，就可能出现类似下面这则故事中小和尚的结局：

　　从前，有个小和尚一心想要修炼成佛。他每天都学着佛的样子不吃不喝就地打坐念经，弄得身体非常虚弱。

　　老和尚见了，劝说道："你这样不吃不喝还没等成佛就先饿死了。"

　　小和尚皱着眉头说："怪不得你这么大年纪了还只是我的师兄，就是因为你杂念太多，整日被吃喝拉撒睡这些世俗的假象所诱惑，所以才不能成佛。"说完闭上眼睛继续打坐念经。

老和尚被无辜抢白了一顿，只是摇摇头，但不生气，继续扫着地、打理着佛堂。

没过多久，小和尚就活活地饿死了，死后他并没有如愿进入西方极乐世界成佛，而是下了地府，他又惊又怒地吵闹道："你们一定是弄错了，像我这样一心向佛、不顾自己肉体的人，应该成佛才是，怎么会来到这等污浊的地方？"

阎王嘿嘿冷笑道："成佛？别做梦了，你既没有济世救人之公德，又没对寺庙做过一点贡献，只是一门心思地虐待自己的肉体，以达到你的目的，不下地狱才怪。"

从存在主义心理治疗的角度说，保持平常心就是在体认到死亡、孤独、自由与限制、无意义等存在性困境后，不会采取逃避、否认等方法，而是主动去拥抱生命，真诚地与人交往。正如西方的一段祈祷词所说：

上帝，请给我勇气，改变可以改变的事情，宁静地接受不可改变的事情，智慧地分辨两者的不同，耐心地等待那些需要时间的事情，容忍那些无法避免的困难。

下面是一位神经症来访者恢复平常心的历程：

该来访者，男性，35岁，某单位的一个部门负责人。因"失眠、情绪低落、疲劳"求治。近2个月来每晚服用2片佐匹克隆，但睡眠仍差，白天没有精神，休息时躺在床上不想动。

该来访者自幼由于母亲在外"瞎混"，一直与父亲相依为命，比较"懂事"，中学时因过分努力学习出现头昏、失眠、疲劳等症状。曾服用各种抗抑郁药，但效果比较差。高考出现失利而没有考上"心目中"的大学。工作后希望通过努力来弥补以前的损失。他每天生活在各种计划之中，把自己的日常生活规定得非常具体、细致。在乘车时都在心里背诵《古文观止》《诗经》《论语》等内容，工作时练习"三缄其口"，晚上回家后总结当天的日常表现。曾把电影《教父》看过 10 遍之多。

目前因为单位规定的指标很难完成，与领导和同事难以相处，感觉到压力很大，症状加重。

在多次心理咨询之后，来访者明白了他生病的根源在于自己"平常心"的丧失，导致自己一直在用强大的意志控制生命，结果不仅没有把自己"打造"好，反而使潜意识中的"另一个自己"起来反抗。此后，他在工作之余放下了修习"做人"，代之以园艺、画画等艺术活动以及正念禅修，让自己过具有"平常心"的生活。经过一年半的改变，痛苦逐渐消失。

需要注意的是，禅学中的"保持平常心"是具有积极意义的，而不是消极被动者的借口。在我们日常生活中，"平常"一词已被认为是个贬义词，是不得志者的自我安慰。如许多政客在面临重大的政治危机时，往往会说："我会以平常心来看待。"这是对"平常心"的浅化和庸俗化，与"酸葡萄"的理念相似。

保持正念

我们这一代人最伟大的发现就是，人类可以通过改变他们的态度，进而改变他们的命运。正如你所想的那样，你也可以做到。

——威廉·詹姆斯

道树禅师建了一所寺院，与道士的道观为邻，道士容不下道观边的这所寺庙，每天变一些妖魔鬼怪来扰乱寺里的僧众，想把他们吓走。今天呼风唤雨，明天风驰电掣，将不少年轻的沙弥都吓走了。十多年过去了，道树禅师却仍住在寺院里，丝毫不受影响。

到了最后，道士所有的法术都用完了，可是道树禅师还是如如不动，道士没有办法，只得将道观放弃，迁离他去。

有人问道树禅师："道士们法术高强，您怎能胜过他们呢？"

禅师说："我没有什么能胜他们的，如果有，勉强说也只有一个'无'字能胜他们。"

"一个'无'字，怎能胜他们呢？"

禅师说："他们有法术，有，是有限、有尽、有量、有边；而我无法术，无，是无限、无尽、无量、无边；我不动，任他千变万化，我都以不变应万变，当然胜过他了。"

文中道树禅师所说的"不动"就是禅学中的正念。它是禅学的核心内容，出自《大念处经》中的四念处。正念的要义是如实观察，即"观身如身、观受如受、观心如心、观法如法"。换句话说就是，刻意地集中注意力，将全部精力集中于此时此地，达到充满激情、好奇和全心接受的效果。正如《庄子·养生主》中《庖丁解牛》寓言中的厨子所处的状态：

文惠君的厨子要肢解一头牛。

手所触，肩所凭，脚所踩，膝所抵，牛的皮骨相离了，以明晃晃的刀奏出轻声，如微风，速度的节奏！时间的控制！如神圣之舞，像《经首》之乐！

"做得好！"文惠君赞不绝口，"技术无懈可击！"

"技术？"厨子说，将刀置于一旁，"我追求的是道，甚于所有技术！我最初肢解牛，看到在我面前是整头牛，所有浑然成一整体。三年之后，我不再看见整体，只看到筋骨脉络的结构。但我如今视若无物，用眼看时，我整个生命领悟了，我的感官作用蛰伏不起，只有心领神会，不必计划，自由工作，跟随它本身的本能，自有方向。秘密打开时，隐藏的地方，刀自己找到路径，我既不割筋，也不砍骨……我的刀锋只在牛身上的筋骨缝隙中游走；刀锋既薄又锐，这锋利，找到骨节空隙处，就只需要这一点空间！如微风！因此，这刀陪我十九年，仍如刚磨出来一般锋利！当然，有时会碰到筋脉结聚的困难之处，我知道它们来了，我慢下来，目不斜视，端身止住，微微下刀，重手一下！牛便被肢解开来，如土崩石落。然后我收刀而立，浸淫在工作的喜悦中，把刀子擦拭干净，收藏起来。"

文惠君说："说得好！厨子教了我应当如何活出自己的生命。"

我们或许花一生的时间也达不到庖丁的水平，但如果我们练习正念，把正念理念融入工作、学习和日常生活，那么我们至少可以相对自如地应对死亡、孤独、无意义、束缚等"存在性"困境。庄子称这种状态为"用志不分、乃凝于神"。在《达生》里，当孔子到楚国去时，在树林中遇到一个驼子，他用竹竿黏蝉百无一失，就像用手拿一般容易。孔子问他为何能如此神乎其技，驼子说：

我立定身子，就像竖立在地面的木桩，我拿着竹竿的手臂，就像枯木的树枝；虽面对天地之大，万物之多，却只专注在蝉翼上，我心无二念，不左顾右盼，不想用万物来换取蝉翼，这样为什么会得不到呢？

用通俗的话说，正念的第一要素就是刻意地专注于当下，像下面这位医生那样：

有一位外科医生，某天在手术室里进行一项高难度的手术，经过几个小时，手术终于完成，他走下手术台，却发现手术室的角落里突然多了一些瓦砾碎片。他不解地问护士究竟是怎么一回事，护士说那是手术进行中，手术室的天花板突然塌下来的碎片。显然，这位外科医生太专注于手术，所以才会对身旁发生的重大变故浑然不觉。

正念的第二要素是正知，也就是不加评判，如实地觉知周围发生的一切以及头脑中浮现的一切。正如啥兹瑞特·以那雅特·可汗下面这首诗所说：

我体验过善与恶、
罪孽与美德、对与错；
我曾判断人，也被人判断；
我经历生与死、
快乐与哀伤、天堂与地狱；
最后我终于了解，
我存在于一切之内，
一切也存在于我之内。

概括国内外的研究进展，培育正念至少具有以下方面的价值：

（1）通过训练大脑，促进神经重塑，改善焦虑、强迫、抑郁、恐惧等情绪障碍；

（2）通过拓展你的能力，接受自己每一刻的体验，从而驱散压力、改善人际关系；

（3）通过训练不加判断地感知自己的思想，有助于释放旧有的思想，改变旧有的思维习惯，有助于为新的思想腾出空间，从而激发创造力；

（4）通过接纳和旁观等技术的训练，正念让你渐渐学会接受身体的不良感觉，而不是抵触或者逃避不舒服感，从而让身心平和，起到减少或缓解慢性病的作用；

（5）通过让你的内心感受深度的平静和安宁，你就不会再向外追寻生命的意义或目的，从而提高幸福水平。

在心理卫生科，我们已经把禅学中的"正念禅修"融入抑郁症、焦虑症、强迫症、失眠症、慢性重度精神疾病的疗愈之中，收效颇好。"正念禅修"不仅可以单独运用于轻度心理障碍的疗愈，也可与认知行为治疗、精神分析、存在主义治疗、格式塔治疗等现代心理疗法整合运用。具体操作时，我们以"呼吸的正念"、"身体的正念"、"思维的正念"、"情绪的正念"训练为核心，结合"正念走路"、"正念进食"等日常生活的正念训练，使来访者最终能够幸福地活在"此时此刻"之中。正如一行禅师的一个比喻所示："面对生活中的烦恼就像面对红灯。"他在《步步安乐行》中写道：

> 红灯，是一种敌人。因此，每次我们看到红灯，就会不快乐。红灯，是阻止我们实现目标的敌人。但是，我们也可以把红灯看作是正念的钟声，提醒我们回到当下一刻。下一次，当你看见红灯时，请对它微笑，并回到你的呼吸。吸气，我平静我的身体。呼气，我微笑。这样，就容易把烦躁的感受转化成愉快的感受。

需要注意的是，禅学中的正念只是不带评判地觉知，它无关于"正确思考"、"正面思考"，更无关于俗世所说的"正能量"。下面是一位社交焦虑障碍来访者练习正念禅修之后的感受：

> 该来访者系 26 岁的男性，小学时是班干部，成绩优秀，是许多同学的偶像，初中时有一次上课回答不出问题，"遭到了周围同学的嘲笑"。自此开始说话结巴，遇到长辈、领导、陌生人时更是明显，并出现脸红、大汗、头脑像卡壳了似的。记忆力差，只能按照别人说的做，无法理解别人话中

的深层含义，导致屡次被人在背后骂成"木瓜脑袋"。在经过八次正念禅修治疗之后，他说："其实不用努力去记忆和思考，只要静静地去'听'和'看'；如果难受，就把注意力放到呼吸上，这样焦虑就会不明显，思维也不会卡壳；尽管现在与人交流仍然略显不顺，但心里已不会为此痛苦了。"

下面再借玛丽·奥利弗的诗《夏日》强调一下"正念"式生活：

谁创造了世界？

谁创造了天鹅、黑熊？

谁创造了蚱蜢？

这一只蚱蜢，我是说——

突然从草丛里一跃而出的这一只，

正吃着我手里的糖的这一只，

她正前后移动她的双颚，而不是上下移动——

她正左顾右盼，用她巨大而复杂的眼睛。

此刻，她抬起柔弱的前足，一丝不苟地洗着脸。

此刻，她呼啦啦一声展开双翅，飘然而去。

我的确不知道祈祷什么。

我确实知道怎样专心致志，

怎样降落到草丛里，怎样在草丛里长跪，

怎样悠闲而心怀感恩，怎样在田野里游荡，

而这正是我整日所做的。

告诉我，我还应该做什么？

难道万物不都是转瞬之间，终将消逝？

告诉我，你打算做什么？

用你野性而精致的一生？

不再追求快乐才可能快乐

快乐与痛苦是连婴，背连背，谁也少不了谁。快乐的基础是痛苦的劳动；痛苦的基础是虚荣的快乐。

——达·芬达

净清禅师每天与信徒开示，都离不开这样的话："快乐啊！快乐啊！人生好快乐啊！"可是有一次，他生病了，在生病中不时地叫喊说："痛苦啊！痛苦啊！好痛苦啊！"住持大和尚听到了，就来责备他："喂！一个出家人有病，老是喊苦呀，苦呀，多不好啊！"净清说："健康快乐，生病痛苦，这是很自然的事，为什么不能叫苦呢？"住持说："记得当初，你有一次掉进水里，快要淹死时，你还面不改色。那种无畏的样子，视死如归，可如今你的豪情跑到哪里去了？你平时都讲快乐、快乐，为什么到生病的时候，要讲痛苦、痛苦呢？"净清禅师对住持和尚道："你来，到我床前来！"住持到了他床边，净清禅师轻轻地问："住持大和尚，你刚才说我以前讲快乐啊，快乐啊！现在都是说痛苦啊，痛苦啊！那么请你告诉我，究竟是讲快乐对呢？还是讲痛苦对呢？"

净清禅师想告诉大家的是：不要执着于一端，就连快乐和痛苦也是一体的。

事实也是如此，不管是快乐还是痛苦，都是人的感情的自然流露，该快乐的时候就快乐，悲伤痛苦的时候也不要刻意伪装。

莱奥帕尔在《实用哲学手册》里也说："如果你找的只是快乐，那你永远也找不到，你能感受到的只是 noia（意大利语"无聊"的意思，这里指的是存在主义的无聊），或更多的是厌恶。要想在任何行为或活动中感到快乐，你追求的就必须是快乐之外的其他目标。"他的意思是，真正的快乐不是制造出来的，不是组合而成的，也不是可以拥有的；追求快乐注定是死路一条，但如果你放弃这种追求的话，也许会活得更自在一些。简单地说，快乐只是一种副产品，是伴随着其他行为产生的。

我们许多现代人的行事方式恰恰相反，他们的座右铭是："身体要保持健康"、"心情要保持快乐和积极乐观"。很多人因此走了极端，部分人整天忙碌，希望通过拼命工作、拼命挣钱来获取快乐。可是，这种快乐有如通过赌博、酒精、毒品等来获取快乐，是非常短暂的。世界上曾经的八大首富的状况就是如此：

> 1923 年，世界上的八大首富在美国聚会，成为轰动一时的事件，因为他们的财富合起来可能超过了当时的美国政府。但在 25 年以后，这些人的结局却是：最大的钢铁公司总裁查尔斯·施瓦布在死前五年靠借债度日，最后因无力偿还债务而死去；最大的煤气公司总裁霍华德·哈伯森发疯；最大的日用品贸易商之一亚瑟·卡顿无力偿还债务死去；纽约股票交易所总裁理查德·惠特尼被送进监狱；内阁成员之一阿尔伯特·福尔被从监狱赦免回家，最后在平静中死去；华尔街最大的"空头"——杰西·利弗莫尔，因为亏损而自杀身亡；世界最大的垄断集团总裁伊瓦尔·克鲁格自杀身亡；国际结算银行总裁利昂·弗雷泽自杀身亡。

还有部分人整天无所事事，通过上网、八卦、吃吃喝喝、购物、到处转悠来享受生活；甚至有部分人借助于赌博、酒精、毒品等来获取快乐。他们知道哪家饭店刚开张，有哪些特色菜肴，味道还相当不错；他们知道哪儿刚新开了一家洗浴中心，做足疗的服务员模样也靓，手法恰到好处；他们还经常以"工作"的名义游山玩水，甚至出国考察……

从心理分析的角度看，这些人的快乐是肤浅的、表面的，甚至是装出来的。因为，这些行为的背后往往存在着深层次的原因。这些人往往是由于对现实不满或者是相当的失望，他们可能曾经有志向、有抱负，但在现实面前屡屡受挫，因而变得无助、无奈、无能为力，所以开始随大流，游手好闲，追寻快乐。"只要快乐就好"就成了他们的口头禅。

心理学中的费希纳定律（S=KlgR，S 是心理感觉量，R 是外界刺激量，K 是常数）表明，当刺激量较小时，心理感觉的变化量大于刺激量的变化；而当超过一定限度后，当刺激强度增加十倍，感觉才能增加一倍。因此，从存在主义心理治疗角度看，这些不断追求幸福和快乐的行为只是在逃避存在性空虚、孤独、无意义而已。直白地说，他们只是在寻求一种刺激，证明自己还活着。

其实，对健康来说，并没有证据表明乐观和悲观与寿命之间有联系，德国埃朗根—纽伦堡大学的心理学家甚至发现，对未来自身健康情况期望值较低的老年人可能更加健康。高尔吉亚在 104 岁高龄时，他告诉朋友阿特纳奥斯，他之所以长寿，要归功于"我做事从来都不仅仅为了快乐"！

有心理卫生科工作经验的人都会深有体会：存在意义上的悲观者对环境的理解往往比较深刻。他们更会直面问题而不是逃避；他们不会盲目地认为这没有什么，一切将会变好；他们处事更谨慎，财务上更安全。用存在主义治疗中"经验性解放"的观点来说就是，崩溃才是潜在的突破，无能为力才是潜在的能力，焦虑才是潜在的恢复。诗人莱纳·玛利亚·里尔克也对此做过雄辩的思索：

> 如果我们可以比认识所能达到的看得更远……那么，相比于快乐，我们很可能用更大的信心来忍受我们的悲伤。因为悲伤的时刻正是一些新的、未知的东西进入我们心灵的时刻。

作者以为，整天把"追求快乐和幸福"、"保持积极乐观"等富含"正能量"之词挂在嘴边，许多时候是试图逃离存在意义上辛苦而琐碎的事实和痛苦等无奈情绪的借口。对心理健康来说，这种行为往往是有害的。试想，让一个低自尊的孩子想象自己变得自信和成功，只会让他更加害怕，由于成功的场景和孩子自卑的现实形成了强烈的反差，孩子反倒会感到在自尊上受到更大的伤害。唯一的办法是尊重现实，承认快乐和痛苦是一体两面，然后专注于对自己有意义的事。就像电影《千与千寻》中的千寻，在父母变成猪之后，她不会有快乐，也追求不到快乐，唯一能做的就是带着恐惧去做事，去拯救父母。

散文家托马斯·穆尔曾用希腊故事中的人身牛头兽来比喻人类所遭受的苦难，包括至爱亲朋离世造成的不可挽回的丧失、离婚或生病所带来的痛苦和创伤。这些痛苦和创伤导致愤怒和忧郁。这怪兽专吃生活在迷宫中的人，扰乱人心和灵魂，却被冠以北斗星。然而，我们仍然"必须怀着虔敬之心照看苦难，这样，才能在恐惧和愤怒中，不至于忽视这颗星辰"。

作者与三个姐姐聚会时经常会听她们说，小时候尽管穷，但似乎比现在快乐。的确，在我们小时候，所有同学的父母都是日出而作，日落而息，大部分的同学放学后都要回家帮忙，不能流连学校，因为家里需要你的那双小手。那种被需要的感觉，让自己体验到了存在的意义和价值，也就无所谓幸福与不幸福了。孔子说颜回"一箪食一瓢饮，居陋巷，人不堪其苦，回也不改其乐"，老子提出的"既以为人己愈有，既以与人己愈多"，指的也都是这个意思：不再追求快乐才可能快乐。

下面再借电影《海滩》的故事强调一下"追求快乐"的不现实性：

美国记者理查到泰国度假，偶然间从旅馆获得一张神秘地图，遂跟一对途中遇上的法国情侣共同去找寻传说中的人间乐土。他们游过了海洋，从大麻田里手持枪械的守卫中逃生，鼓足勇气从120尺高的大瀑布上跃下，到达了目的地。在那里等着他们的，是美不胜收的天外仙境，以及一个自给自足的小村落。村落里全部是一些厌倦世间烦恼的西方游客。他们从喧嚣中逃离而聚集在此，靠着捕鱼跟手工建筑起来的房屋，无忧无虑地生活着；他们整天躺在皎洁的白沙上吹着微风，无聊时踢踢沙滩足球；到了夜晚，大家喝着酒，就着火光聊上一整晚。理查认为自己来到了真正的天堂。

但是，事情并不像理查认为的那么简单。

为了保存这个他们心目中仅存的一块净土不受外界污染，所有人在领导者——也是这个小小社区的创始人之一——英国女人 Sal 的决策下，都必须牺牲一些事情，以便不把"天堂"里的事情泄露出去，以免有更多人拥至这块地方。于是，有人牙疼得受不了，想去其他岛看医生，却因为这个秘密而被众人驳斥，被大家笑呵呵地压倒在地板上，用铁钳硬是把牙齿给拔掉了。也有人在海滩嬉戏时遇上了鲨鱼，一个重伤不治，另一个被咬去了半条腿。但是不管重伤者怎么痛苦地哀求，Sal 仍然不允许把医生带上这个小岛。最后因为没有送医，病榻就摆在众人共同生活的木屋中。每天，重伤者的呻吟声一直在所有人的耳边回绕，让众人无法提起快乐的情绪来过以后的日子。众人终于忍受不了，将重伤者遗弃在森林中，好让他们可以继续快乐地在沙滩上晒着太阳，踢着足球。

除此之外，岛上仍是杀机四伏，人与人之间充满了不信任。最后，失落的地图引诱了四名男女前来冒险，他们用暴力将社区解散。理查也最终发现："天堂并不存在于任何世外桃源、任何美丽的景象中，而是在你心里。"

持　戒

生命一定有比"拥有一切"更丰富的内涵。

——森达克

元和中，白居易出守杭州，因慕鸟巢禅师之名而入山礼谒。

白居易问："禅师住处甚为危险。"

鸟巢禅师曰："太守危险尤甚！"

白居易问："弟子位镇江山，何险之有？"

鸟巢禅师曰："薪火相交，识性不停，得非险乎？"

白居易问："如何是佛法大意？"

鸟巢禅师曰："诸恶莫作，众善奉行。"

白居易说："三岁孩儿也解恁么道。"

鸟巢禅师曰："三岁孩儿虽道得，八十老人行不得。"

白居易作礼而退。

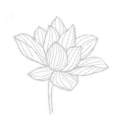

　　鸟巢禅师说的"诸恶莫作，众善奉行"，即是告诉白居易要"持戒"；"三岁孩儿虽道得，八十老人行不得"，是说"持戒"的不容易。

　　相传当年，佛陀快入涅槃时，弟子们问他："佛陀涅槃，吾辈何以为师？"佛陀回答："以戒为师。"后世的祖师们也常说"五戒是三世诸佛之父，依五戒出生十方三世一切诸佛"。足见持戒在禅修中的重要作用。

　　我们现代许多人活在"本我"和"假我"中，不知"戒"为何物。他们纯粹被情欲和物欲所包围，根本不知道自己是谁，他们也不知道什么叫敬畏。有些人制奶时添加三聚氰胺，有些人制致病不救人的药，有些人开车撞了人不施救反而反复碾压，有些人为了升官发财雇人行凶，有些人啥也不练仅为练胆杀人，有些人不顾民工死活拖欠工资，有些人没有爱心只顾自己贪污，有些人只管自己的愿望而伤了孩子……

因此，探讨"持戒"对现代人具有重要的现实意义。下面分述之。

一、不杀生

禅学中的杀生不仅指对生命的剥夺，还包括对生命的残害，或者虽不亲自动手，但看到别人杀生心中感到快慰。

不杀生是要求我们尊重生命，有共情能力。因为"我"的生命与其他众生的生命，实际上是同等的，生命的价值、尊严都是一样的，只不过是表现在形体上有所差异而已。

这一戒律体现了禅学对生命"存在性"的尊重，对我们现代社会仍具有较高的指导意义。例如，一个医生给病人乱开药物、一位法官乱判案情、食品制造者在食物中添加有害物质，等等，均属犯了"杀戒"。

二、不偷盗

不偷盗在禅学文献中又被称为"戒取"，意思是禁止掠取。禅学中的偷盗包括下面几项的盗取：

（1）他物——归属于他人的财物；

（2）他物想——对不属于自己的财物起了得取之想；

（3）盗心——对某物起了偷盗的念头，或者说是预谋偷盗；

（4）兴方便取——使用种种手段，或者窃取他人财物；

（5）值五钱——佛陀依照当时印度摩揭陀国物价而定，凡是不劳而获得到价值五钱的东西，都算偷盗；

（6）离本处——将不属于自己的财物带离原来的位置，亦算偷盗。

简单地说，偷盗即指"得取之心"或"欲望之念"，以及由此产生的各种行为。这一现象在我们周围比比皆是，如上级把员工的劳动成果占为己有、把别人的研究成果列入自己名下、贪污腐败、私自占用公共场所和公共财物，等等，均属偷盗范畴。

从心理分析角度看，这与我们民族的自卑情绪有关。从存在主义治疗学角度看，这与其自我感和意义感的丧失有关。从心理卫生科临床看，犯"偷盗"之戒是许多心理障碍的重要原因之一。

三、不邪淫

邪淫是指不正当的性关系。惠能禅师在《六祖坛经》中说："淫性本是净性因，除淫即是净性身，性中各自离五欲，见性刹那即是真。"也就是说，性冲动是根植于本性的，如果是出自"爱"的性活动就是"正淫"，否则便是"邪淫"。

"邪淫"在现代社会中比较普遍，如"小三"、"二奶"、"外遇"现象均是。借用罗洛·梅的话说，这些人是"性爱机器"。

> 他的形象非常鲜明：有头脑、有知识，但他是我们这个疏离时代的代表；他的敏锐的系统绕过了情感、丘脑、心脏和肺之所在，甚至绕过了胃，直接从头通到阴茎——丢掉的却是心！

从存在主义哲学角度看，这些人是非常可悲的，他缺乏爱的能力，不仅与社会疏离，也与自我疏离。因此，禅学的"邪淫"之戒，旨在要求我们培养爱人的能力。

四、不妄语

"不妄语"与禅学中的"直心"类似，是一种人生态度，要求我们实事求是，诚心实意地对待自己和他人。我们文化中的"信"也是此意。

但是，我们现在社会所缺的正是"不妄语"和"信"。正如基德教授所说：

> 中国人在公开或私下场合的表现与真正的诚信如此背离。这使得他们

的敌人可以抓住这一点，来讽刺他们的表里不一。虚情假意、表里不一、口是心非和奴颜婢膝，正是这个民族非常突出的一些特征。

明恩溥也在《中国人的气质》中写道：

> 我们刚才已经看到，那些宣称中国人的历史真实可信的人也随时准备承认，在中国，真实仅限于历史。当然，不可能去证明每一个中国人都会说谎，即使有这个可能，我们也不愿意这样做。只要中国人的良心觉醒过来，他们的注意力被引到这个问题上来，他们自己也可以给出最有力的证明。时常听到一些中国人这样谈论他们的民族，就像南太平洋岛上的首领谈论他的部落："我们的嘴巴一张开，谎言就诞生了。"然而，在我们看来，中国人之说谎，似乎并不像有些人以为的那样是为了说谎而说谎，而主要是为了获得某种不撒谎就无法获得的好处。贝德禄先生说："他们不会说真话，他们同样也不相信真话。"

从存在主义治疗学角度看，我们的"妄语"与潜意识中的极度自卑有关。因为，在自己身上找不到"存在感"，就只有借用外在的虚假的东西来补偿。

五、不饮酒

前四戒在禅学中被认为是人性的根本之戒，而饮酒是遮戒。遮的意思是掩盖，因为酒本身并没有罪，但它是引发喝酒的人犯错的媒介。

酒在精神卫生领域被称为精神活性物质，可引起中枢神经系统的改变，与"安定"的作用相类似。从临床可以看到，好酒之人往往存在着焦虑现象，而嗜酒者与其试图缓解难以忍受的"存在性"孤独和无意义有关。阿德勒提出：

> 喝酒可能是一种舒缓自卑感的方法，一种男性钦美的表现，或者增强对其他人之敌视态度的一种表征。喝得酩酊大醉是一种将自己从社会割裂出来的方式。酒精成瘾是逃避生命责任与义务的一种手段。

从心理卫生角度说，禅学中的"饮酒"之戒是要求我们不要逃避"存在性"困境，去直面生命中的痛苦。

因此，禅学中的五戒在我们的生命旅程中具有重要的意义。只有遵守戒律，我们才不会辜负"人"的"存在性"。正如神秀禅师的偈语所示：

> 身是菩提树，心如明镜台；
>
> 时时勤拂拭，勿使惹尘埃。

下面再借助电影《恶魔教室》强调一下"持戒"的重要性：

赖纳·文格尔是德国某所高中的老师，该学校正在进行"国家体制"的主题活动周。由于他最喜欢的"无政府主义"课被另一位老师捷足先登，因此他只能主讲"独裁统治"课程。

对于自由散漫的学生们来说，任何课程都只是为了学分而上。他们在课上大声聊天，无心听讲。赖纳老师别出心裁地提出了为期一周的假想"独裁"的实验：

星期一，赖纳老师只是简单地跟学生们讨论了一下本次活动周的题目"独裁政治"，活动周的目的是让学生了解民主优越性，学生们认为独裁制度不可能在德国重演，因为缺乏民众基础。老师没有说话。第二节课的时候老师把桌子摆放整齐，让学生们推荐一个"元首"出来，而这个角色当然由赖纳老师来担任了。赖纳老师叫学生们不再叫他赖纳，而是文格尔先生，让学生们举手经过同意后才能发言，发言的时候要站起来说，起立有助于血液循环，脉搏下降，可以减弱疲劳感，集中精力。教会学生正确的坐姿，让原本懒散没有纪律性的学生都感觉到了不一样的舒适。纪律铸造力量。第一天取得的效果很好，所有人都觉得这课上得很有意思。

星期二，文格尔先生让学生们原地踏步，在整齐有节奏的步伐中，学生们逐渐融为一体，这就是集体的力量。他重新安排了座位，让一个成绩差和成绩好的坐在一起互相帮助，让原来的小团体分散开，整个班作为一个整体。文格尔先生让他们统一穿着：白衬衫和牛仔裤。

星期三，所有学生都穿了白衬衫来上课，其中有个女生没有穿，此时显得周围的人都在排斥她。文格尔先生叫学生们给这个团体起个名字，最后决定叫"浪潮"，并且还给"浪潮"设计了一个 logo，学生们开始讨论要做宣传单、明信片、衣服帽子之类的。晚上，学生们聚集在一起，他们决定让"浪潮"席卷全国，他们开始在城市里大肆涂鸦，把"浪潮"的 logo 在城市里渲染开来。

星期四，他们开始给身边人施压，逼迫他们加入"浪潮"，如果不加入的话就有你好看的。还发明了"浪潮"的手势。就连小学生都学会了那个手势，并且手势成了通行证，不做手势不让进学校。那个没有穿白衬衫的女孩意识到这已经发展成闹剧了，她决定退出且打算阻止"浪潮"。她开始印制反"浪潮"宣传单并派发出去。

星期五，老师看到报纸上有"浪潮"的报道，他意识到不对劲了。在班上他大发雷霆，对学生们做出过分的事情感到非常生气。在下午的水球比赛中，学生们只让穿白衬衫的人入场观看，在门口贩卖印有"浪潮"标志的白衬衫，此时，那个女孩在看台上散发反"浪潮"宣传单，观众席上乱成一团，而水球比赛也变成了打架比赛。回到家，赖纳的妻子跟他吵了起来，说赖纳享受学生们的崇拜与瞩目，利用了学生。

星期六，赖纳把"浪潮"成员都召集在礼堂，他对大家说，这次活动周的课取得的效果很好，但是主要的目的是让他们体会到独裁政治的负面，而他们却觉得这样很好，老师唤醒他们心灵深处的良知，让他们回想自己究竟都干了什么。他们把所有反对"浪潮"的人排除在外，这样做是伤害了他们，赖纳站在学生面前道歉。他宣布，这一切结束了，"浪潮"结束了。学生们一下子都接受不了，其中有个偏激的学生掏出了手枪，指着大家说："浪潮"并没有结束，所有人都不许走。随即用枪指着老师说，"浪潮"就是他的一切，老师欺骗了大家，并逼迫老师宣布"浪潮"在继续，"浪潮"并没有结束。有个学生想阻止他，没想到他居然开了枪。老师意识到事态的严重性，只有自己才能阻止他。他勇敢地走上去，劝说他把枪放下。内心挣扎的学生渐渐地把枪放下，当所有人都吁了口气时，枪声响了，那个学生饮弹自杀。老师被抓了，学生们都在悲痛中。

存在的都是有意义的

真正严肃的哲学问题只有一个，这就是：是否值得活着。

——阿贝尔·加缪

如果没有艰苦，人生会非常肤浅乏味。人活着注定要受苦，受苦的人要去发现苦的意义。

——戈登·欧伯

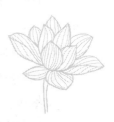

有人问赵州禅师："和尚修行这么好，还会下地狱吗？"

赵州说："等我死后就会下地狱。"

那人惊怪地说："和尚是大善知识，怎么会下地狱呢？"

赵州说："如果我不入地狱，谁去那里教化你呢？"

赵州禅师的意思是：执着有地狱的人，才有可能创出自己陷身于地狱水深火热之中的情境。换句话说就是，存在的都是有意义的，不要妄分地狱与天堂、好与坏、对与错。

的确如此，我们的活动、快乐和哀伤都具有成长与发展的意义，并不是随机发生的无意义事件。超越纯然科学、唯物或存在的观点，能使我们从更宽广的角度看待人生。从严谨的存在主义立场看，健康就是在无意义的世界中创造出意义。从灵性的立场看，健康则是找出原本就有的意义。从禅学角度看，则是两者兼顾，一方面不断找出更深的意义，另一方面不断建构与诠释这个更深的意义。这个意义的发现具有极大的疗效。正如维克托·弗兰克尔所观察到："人只要能从中找到意义（不论这个意义看起来多么可怕），就可以面对任何事。"《西西弗斯神话》中的西西弗斯就是如此：

......

　　终于有一天，西西弗斯却在这种孤独、荒诞、绝望的生命过程中发现了新的意义——他看到了巨石在他的推动下散发出一种动感庞然的美妙，他与巨石的较量所碰撞出来的力量，像舞蹈一样优美。他沉醉在这种幸福当中，以至于再也感觉不到苦难了。当巨石不再成为他心中的苦难之时，诸神便不再让巨石从山顶滚落下来。

　　西西弗斯在这一奇妙的发现中超越了自己的命运。在那微妙的时刻，西西弗斯回身走向巨石，他静观那一系列并无直接关联却跟他自己的命运紧紧相连的生命行动，发现正是自己创造了自己的命运。于是他变得比他推动的巨石还要坚硬。征服顶峰的斗争本身，足以充实人的心灵。西西弗斯终于找到了属于自己的那一种幸福。

　　与禅学这一观点一致，现代心理学也教导我们需要重视痛苦、走入其中、感受和探索痛苦，而不可逃避或压抑它。因为，探索痛苦能呈现其中的故事，使我们进入更深层的生命，当我们向内心深处开放、不怕受伤时，不断扩展的觉察力就具有疗愈的作用。正如尼采所说：

　　　　从绝望的深渊中，从严重的病痛中，人们回归到新生状态，脱去一层皮肤，更怕痒、更敏锐，更能品尝快乐的滋味，有着对一切好事更敏感的舌头，更愉悦的感官，带着无邪的喜悦，像小孩子般天真单纯，看东西时比以前细腻百倍。

　　佛陀之所以把"苦谛"放在"四圣谛"之首，除这是生命的实相之外，佛陀希望大众能明白苦难的意义，并对自己的生命负起责任。正如存在主义治疗家维克托·弗兰克尔所提出：

　　　　我们必须了解自己，告诫沮丧的人们，我们期望从生命中得到什么并不重要，重要的是，生命期望从我们这里得到什么……生命的终极意义就是承担责任，去为生命的疑问寻找正确的答案，完成生命交给每个人的任务。

在精神／心理卫生科临床，如果治疗师能让抑郁症来访者体验到存在的意义，那么就可能不用药而愈。正如维克托·弗兰克尔在治疗一位"由于体验不到存在的意义导致没办法从两年前的丧妻之恸中走出来"的来访者时所记录的：

我该怎么帮助他？我该和他说什么？我不会告诉他什么？相反，我问他这个问题："如果是你先过世，你妻子独自活下来的话，会怎么样？"他说："那对她来说太可怕了。她得受多大的痛苦！"我接着说道："你看，她可以不用承受这样的痛苦，是你让她免于这样的痛苦，但是你为此付出的代价就是独自活下来哀悼她。"他一句话没有说，只是握了握我的手，然后平静地离开了我的办公室。

下面借讴歌博士在《医事——关于医的隐情与智慧》中的叙述来说明一下疾病的存在意义：

我采访过一位曾患有绒癌的女作家，她在30来岁的某一天，得知自己患了癌症，生活也在那一刻发生了变化：

"从小到大，我都是优等生，总得一等奖学金；毕业后在报社我是好职员，然后是好领导。一直以来，生活和社会设置的可能达到的高标准就在那里，我朝着它们的方向去努力，然后我就达到了。除此之外，我还有点小才华，文风犀利，谙于情感交锋，把它们写在小说里，然后，就出版了，有人读着它们感动了。这么多年来，我身体健康，精力充沛，工作勤奋。

"一年半前，我患上了一种恶性滋养细胞肿瘤。在得知确诊结果的那一刻，我对眼前的现实强烈地抗拒，巨大的倒霉感笼罩了我，除了这些抽象感觉和放声大哭之外，我并不能确切地预料到在接下来的日子里，会有多少更具体的痛苦在等着我。

"我的生活从办公室换到了医院病房，穿上了蓝白相间的病号服。每天，在我周围呼吸的是有病的人，她们在接受化疗和手术，因为化疗反应，她们整日饭食不香，头发所剩无几，我也马上和她们没什么两样。可就在几天前，我还是新闻版的干将、情感小说的高手，每天电话不断，至少十几个人约稿，请我吃饭。生活为什么这么不公平？从进病房起，我以泪洗面，哭累了睡，睡醒了哭。除了亲人之外，我拒绝任何人来看我，除非他们答应能治好我的病，显然这是很过分的要求。

"化疗药物的副作用在我身上尤其明显，恶心、呕吐、脱发、口腔溃疡……每天我最关心的是接下来还有几个疗程，这样的日子还有多久。但是从医生那里，我好像永远得不到一个明确的答案。我的枕头边放的不是励志书，而是教人如何防备医生的《别让医生杀了你》。如果要让医生评选'年度最讨厌病人'，非我莫属。在化疗药物杀死我身上的癌细胞的同时，我也几乎被摧垮，万念俱灰。后来有人问我怎么坚持下来的？我回忆说可能是人贪生怕死的本能，周围那些和你本不相干的人给予的温暖，让我一开始就柔弱的生命火苗能撑到化疗结束也没熄灭。

"我绝对算不上微笑面对疾病的那一类强者，甚至可以说是一路哭过来的不合作典型。但是，疾病让我知道了在健康时感受不到的角度和体验，比如对朋友的感恩和不苛求，比如知道了什么对于我来说是最重要的，什么是浮华，什么又是真诚。我把这些说给一个在外企正玩命苦干爬高位的小女孩听时，她反问我，是不是因为你是有病的人，所以思维也带着病态？人们好像都认为，只有健康的身体、健康的灵魂，才能对这个世界有正确的认识。但人是有机体，疾病或早或晚会光顾，生命虽以死亡为终点，疾病也会穿插其中，我感觉它其实是生活的一部分。但愿我们这些凡人能读懂疾病背后的隐语。"

在经历了一年痛苦的化疗和半年的心理恢复之后，她终于不再以一个"女秃子"（她自己的原话）的形象出现。疾病是生活的一部分，疾病带给她新的生活观。谁都难说此生稳操健康胜券，即使不是死于名目明确的疾病，也会死于衰老本身。在走向最后的死亡过程中，疾病的穿插能让人从与健康不同的角度去看生活，看生命，这样的感悟可能才是真正的360度，没有盲点，也没有想当然。从自然选择的意图来看，人会生病和最终面对死亡是必然的事，但似乎很少有人会在生病时想一想疾病会带给我们什么。

需要注意的是，禅学中"存在的意义"无关于中国式的"存在就是合理的"。因为，前者是从存在主义哲学和心理学层面上说的，后者许多时候成了邪恶、腐朽力量的自我辩护之词。

放　下

五十年来，在我的统治之下，国泰民安。我享有子民的爱戴、敌人的畏惧和盟邦的尊敬。财富、荣耀、权力、享乐之于我，乃唾手可得；俗世寻常的祝福，已对我的幸福无所增益。此情此景，我所在乎的，是我的生命中能拥有多少纯真无伪的快乐日子。到目前为止，累积已有十四天了。

——西班牙国王阿布杜勒拉曼三世

有一位外道拿了两个花瓶献给佛陀。

佛陀说："放下。"外道放下了一只手中的花瓶。

佛陀又说："放下。"外道又放下了另一只手中的花瓶。然而，佛陀还是对他说："放下。"

外道摊开两手道："我现在已两手空空，还叫我放下什么？"

佛陀开示道："我不是让你放下花瓶，而是放下一切烦恼执着。当这一切都放下，你将从生死桎梏中解脱出来。"

"放下"曾是佛陀重要的教授内容之一，但现在已被严重地滥用和误用，并几乎成了人们劝导"失意"者的口头禅。例如，失恋的来访者往往把"忘记对方"当成"放下"。因此，"放下"原则值得我们在此进行探讨。

在禅学中，放下是正念的特质之一，它的意思是：请别再依附任何事——包括任何想法、事物、事件、特殊的时刻或者欲望；完全接纳当下所呈现的状态；让事物以其本来面目存在，放弃以强制、抗拒或挣扎来交换更强有力、更美好的状态。

　　通俗地说，放下类似于不执着，尤其是不执着于结果，不再紧抓我们想要的、已执取的或者必须拥有的。放下也意味着不执着于我们最痛恨、最厌恶的事。厌恶只是执着的另一种状态，是反向的执着。

　　因此，"放下"原则正是我们现代人所需要的。因为，在日常工作和生活中，我们经常被逃避"存在性"痛苦而衍生出来的各种欲望所困住，如纠缠于声色名利、身体状况、人际关系，等等。

　　心理卫生科的临床经验告诉我们，当开始投入培养放下的态度时，就意味着你已经明白：你比那一直在说"这不可能"、"他应该"、"他必须"的声音更巨大、更宽阔。当你让事物顺其自然时，便和存在/觉知本身站到了一起。如此，就无所谓生死、无意义、孤独和限制等"存在性"困境了。

　　下面举两例心理痛苦的来访者对"放下"的理解：

　　　　第一例是失眠症者。在他读了笔者所著的《与自己和解：用禅的智慧治疗神经症》里许多与放下有关的禅学故事之后，医生问他："您准备如何在日常生活实践中放下原则呢？"他回答："不与睡眠纠缠，在睡不着时做些与睡眠无关的事务。"此后，他在失眠时就干脆睁大眼睛看着天花板或者做观呼吸练习，结果在不知不觉中摆脱了失眠。

　　　　另一例是伴强迫的慢性精神分裂症者，药物治疗和心理治疗的效果均不满意。由于服用大剂量的抗精神病药和抗抑郁药，身体比较胖，她生活中的大部分时间主要花在了照镜子和各种减肥活动中。在接受禅疗的过程中，医生跟她探讨完"佛陀出家"的故事，她说了一句："医生，我知道该如何放下了！"回家后她干脆该吃的时候吃，该睡的时候睡，也不刻意减肥了，并找了一份工作，数月之后，她的体重减了5公斤，社会功能得到了极大的恢复。她说道："放下就是允许问题存在；只要不与生命对抗，痛苦就会减少。"

　　需要注意的是，在心理卫生科临床，经常会遇到"假放下"现象。这种现象在焦虑症、强迫症、恐惧症、躯体症状障碍等神经症来访者中比较多见。例如，当医生问他："最近过得怎么样？"他会回答："医生，没事了，已放下了，

'不想'那些烦心事了。"当医生进一步追问后往往会发现，他们压根就没有真正地放下，有些人采取合理化机制，就像"狐狸吃不到葡萄就说葡萄是酸的"一样，为自己找了一个借口而已。还有些人采取了以下的躲避方式来"暂时放下"：

（1）逃避行为

逃避行为由你在一个引起焦虑的情境中一时冲动所采取的行为所组成。本质上讲，你要逃离这个情境以避免感到焦虑。例如，你与一群人待在一个房间里，当你开始感到焦虑，从房间里跑出去以避免感到焦虑，这就是一种逃避行为。然而，久而久之，由于你对此事的容忍度降低了，你的焦虑感也就增强了。

（2）回避行为

回避行为包括你为了躲避让你感到心烦意乱的经历所做的事情。例如，一个朋友邀请你到他另外一个朋友的家中与他见面，而你知道去朋友家会让你感到焦虑，所以你不去，这就是一种回避行为。结果，你的长期焦虑将会增强，因为当你回避让你感到焦虑的情境时，你从未让自己认识到那些情境实际上是可以忍受的。

（3）拖延行为

拖延行为意味着你推迟做事，与错误地认为在应激水平上比较容易做事有关。例如，你推迟去朋友家，非得等到最后一刻才动身。你等啊等，等到尽可能晚的时刻，你已经在那段时间里加重了自己的焦虑感。你细心地开导自己，认为这种情况应该拖延到最后的时刻，因为当你最终抵达的时候，你确实会忧心忡忡、精神紧张。在一个引起你焦虑的情境面前退缩不前，焦虑会比开始面对时更严重。

（4）安全行为

安全行为指的是用做事或者搬运东西的方法使自己转移注意力或者给自己一种安全感。例如，你去了朋友家并开始感到心烦意乱。为了防止自己变得更焦虑，你开始把玩你的手表带，以转移你的注意力。这就是一种安全行为。这种行为让你暂时坚持撑下去并且不退缩。但是，这种行为最终会变成一种紧张性习惯。因为这样做似乎是在告诉自己太紧张了，以至于即使简单地面对引起你焦虑的事情，你也做不到。

同样，从某种程度上可以说，利用精神科药物达到"不想"、"不焦虑"、"不害怕"的目的也是一种"假放下"。因为，对相当部分接受精神科药物治疗的人来说，停药后的复发率是很高的。

下面是一位来访者的"假放下"状况：

该来访者女性，17岁，高中生，曾因"反复思考、紧张"在某一医院被诊断为"焦虑症"，予舍曲林治疗半年，有效，但停药3个月后又出现紧张担心、反复思考，到台州医院心理卫生科求治。经过协商，决定采取药物舍曲林治疗与正念治疗结合。在治疗过程中，来访者坚持服用药物，但正念训练断断续续。半年后告诉医生，说她的人生观已经发生彻底改变了，这次病"真的"好了：已经不那么关注考试成绩了，觉得生活能力比读书重要；女生应该对自己好一些，要学会打扮（如抹口红）以增加魅力和自信；中学时不能死读书，而应该谈一场轰轰烈烈的恋爱……但心理健康测查量表检测显示：兴奋状态分值偏高（为63分），谎分分值偏高（为65分）。来访者对此表示不理解。

在经过深入的咨询之后发现，来访者的转变是一种"假放下"现象，是"合理化"，甚至是"反向认同"的心理防御机制作用的结果，其目的是对抗潜意识中深深的"学习焦虑"。

下面借波西亚·尼尔森的《五短章自传》说一下"假放下"与"真放下"的区别：

第一章
我走在街上，
人行道上有一个很深的坑。
我跌进坑里，迷失了。
我感到无助，
但是，这不是我的错。
花了很长的时间，我才爬上来。

第二章

我走在同一条街上，

那个很深的坑还在人行道上。

我假装没看见，

又一次，我跌进坑里。

我不敢相信，我竟在同一个地方跌倒。

但是，这不是我的错。

很久，我才爬出来。

第三章

我又走在同一条街上，

人行道上那个深坑还在。

我看见那个坑，

我还是掉了进去。

因为，这已成为我的习惯。

我睁开眼，

清楚地看见我跌倒的地方。

是的，是我的错。

我立刻爬了出来。

第四章

我还是走在同一条街上，

人行道上依然有那个深坑，

我绕道而行。

第五章

我走在另一条街上。

可以看出，"假放下"有些类似于鸵鸟政策，用的往往是"视而不见"的方法，而"真放下"是建设性的。因此，禅学中的放下、顺其自然、不执著的态度无关于疏远或冷漠，不可将其与消极、分裂的行为或任何逃避真实的企图混淆。放下不是用来自我防御的病理退缩，也绝非虚无主义。禅学中的"放下"

与这些完全相反，它是积极的，是心智与心灵的完全健康状态，它意味着以新的方式拥抱整个存在。

在心理卫生科，对于执念太重、无法"放下"的来访者，我们会让他练习宽恕冥想、慈悲冥想，促进其达到意识中的"我"与潜意识中的"我"和解。

下面借电影《凡夫俗子》再强调一下"放下"的重要性：

杰瑞特夫妇一家四口人，住在芝加哥郊区。丈夫卡尔文是个收入颇丰的律师。他为人正直，和蔼可亲，在家里是个忠实的丈夫、慈祥的父亲。妻子贝思是个精明能干的家庭主妇。她偏爱长子伯杰，不太关心次子康拉德。一次兄弟俩出去划船，伯杰不幸溺水而死。从此，愁云笼罩了这个家庭。康拉德因未能援救哥哥而深感内疚，整日离群索居。自杀未遂后，更加郁郁寡欢，但从未向父母吐露过内心的痛苦。卡尔文陪康拉德散步、唱歌，并劝他去医院就医。贝思却责怪丈夫过分娇惯儿子。

在精神分析家伯奇德耐心开导、悉心治疗下，康拉德恢复了正常。但当他在父亲的陪伴下回到家里，投向母亲的怀抱时，却遭到了她的冷遇。康拉德感到十分难堪，木然无语地呆立在一旁。这情景深深震动了卡尔文，他对共同生活了21年的妻子竟能如此冷酷无情、固执己见感到震惊，同时意识到他们的夫妻感情已到了崩溃的边缘。

最后，贝思因感到在家中极端孤立而愤然出走。

感到压力意味着追求的方向错了

人的天性虽然是隐而不露的，但却很难被压抑，很少能完全根绝。

——培根

大智禅师在外面修行 30 年，终于回到师父佛光禅师身边。

他以为师父即使尚健在，也应该是老态龙钟，身体状况令人担忧。而让他吃惊的是，师父几乎不像是快九十岁的老人，依然鹤发童颜。

"这 30 年，您法体还安康吧？"大智问候师父。

"很好！很好！讲学说法，著述抄经，每天如是。"佛光看见爱徒归来，有一点点的兴奋。

"那师父，您每天都这么忙，怎么都不显老呢？"大智不解地问道。

"没有时间老啊！"佛光说。

佛光禅师说他"没有时间老"，说明他做的是自己热爱的工作，感觉不到压力。

现代社会生活节奏紧促，生活容易变得茫然不知所措。于是，工作消耗着我们的生命能量。社会看重那些能同时完成多项任务的人，却没有意识到，这样快节奏的生活方式会缩窄人的注意力，损害人的身心健康。于是，有人感到易怒、焦虑、疲惫、失眠，有人在电梯里不由自主地一遍遍地按键，有人在红灯亮起时匆匆闯过斑马线，还有人在交通拥堵时不停地抱怨。这就是通常所说的压力。

其实，压力并不是一种病，而是一种身体反应——自己无力回应持续的环境要求而导致的身体反应。压力研究专家理查德·拉撒路（Richard Lazarus）发现，压力产生于你将遇到的状况解读为危险或困难。换句话说就是，压力是我们对自己不喜欢的事物所做出的反应，它是一切问题的关键所在。再简单地说，感到压力意味着我们的反应模式出问题了。

许多人从小时候开始就一直泡在励志的故事里。例如，"牛顿因为工作太入神，把手表当成鸡蛋扔到了锅里"，"贝多芬彻夜弹钢琴弹到手指发烫，就把手指浸在水里降温，然后又继续弹琴"，"爱迪生做实验会做到天亮，从来不知疲倦"，等等。这些故事无非是要我们学习他们的样子，付出超常的努力来工作。忘我的工作会带来最高的生产力，忘我的工作也必然会带来重大的"成就"。现在进行企业化管理的单位也是如此，领导整天跟员工谈丰田、沃尔玛等公司如何经营，却闭口不谈他们公司的基础支持。好像只要肯努力，我们也能取得他们那样的成就。于是，人们就去模仿，为了努力而努力，为了刻苦而刻苦。然而，他们不知道的是，对当事人来说，他们可能只是在玩，而对模仿者来说，一切都只是强加的。

从心理学"正念治疗"的角度说，那些处于一味"努力"、"模仿"、"攻坚"状态的人往往是缺乏"正念"的，容易出现压力反应。因为，他们只看到别人在干什么，却根本不知道自己内心的追求是什么。用林语堂的话说，"大家都想做另外一个人，只要那个人不是他现在的自己"。所以，从心理分析的角度看，当你感到压力时，你需要停下脚步内省，问自己几个问题，如"这些东西是我内心真实的需求吗？我是否在逃避什么呢？"。

有一个简单的方法可以帮助判断某一想法是否是内心真实的想法：当你用"我应该"时，这种想法很可能不是你内心真实的声音；当你用"我想"、"我觉得"、"我希望"时，这种想法往往是你内心真实的声音。例如，高尔基说："我扑在书上，就像饥饿的人扑在面包上。"这句话就生动地体现了他对读书和写作的热爱。

如果是出于热爱，就能让人忘我，就不会感觉到压力。因为，热爱是没有任何原因或理由、没有任何目的，做这件事就是让我感到快乐。就像下面这则禅学故事所示：

有一位禅师很喜欢养兰花。有一次他外出云游，就把兰花交代给徒弟照料。徒弟知道这是师傅的爱物，于是也小心照顾，兰花一直生长得很好。可是就在禅师回来的前一天，他不小心把兰花摔坏了。徒弟非常担心，他自己受罚倒不要紧，他害怕师傅会生气伤心。

但是，禅师回来以后知道了，并没有生气，也没有惩罚。他告诉徒弟："我当初种兰花，不是为了今天生气来的。"

但如果不是出于热爱，而是出于欲望，那工作的压力自然就有了。例如，有人从事自己并不喜欢的工作，只是因为这份工作体面，收入不错，以后有机会出名。在这种动机的引导下，如果工作顺利尚可，如果遇到挫折，可能就会一发不可收拾。这种情况在心理卫生科的来访者中比较多见。下面这位来访者的情况即是如此：

该来访者26岁，独生女，本科，已婚，从事银行方面的工作。因"压力大、反复躯体不适"来就诊。来访者自两年前大学毕业工作以来，经常失眠、身体患皮疹、反复腹泻，内科检查未见明显异常。上班时感觉压力较大，容易紧张，担心做错事，曾经因把账目弄错以及不善跟客户沟通被领导批评。近半年来常因身体不适而请假休息，有不想上班的念头，但又没有合适的去处。

该来访者小学时爱好画画，三年级时曾获全国画画比赛一等奖。初中开始，老师和家长都认为只有文化课学不好的学生才去学艺术，所以建议她放下画画，专心文化课的学习。她当时觉得老师和家长说得有道理，就一门心思学习文化课，由于她头脑比较聪明，而且勤奋，高考时成绩不错，全家一起商量，最后一致决定去学财会专业，这样以后好找工作。在读大二时产生了厌学情绪，讨厌与数字打交道，想换专业但没成功，所以考试以不挂科为目标。这两年一直在努力看书，准备考公务员转行，但一直不顺利。

在经历一年多的心理咨询和"正念禅修"后，该来访者身体状况逐渐改善，并对心理学产生了兴趣。在考了心理咨询师的证书之后，她辞掉了原来的工作，一边在一个心理咨询工作室工作，一边利用业余时间跟着一位画家学习。

电影《三个白痴》说的也是这种情况：

兰彻、法涵、兰俱，这三个男孩是印度一所皇家工程学院的学生，他们从众多的考生中脱颖而出，考上了这所著名的工科院校，每个人身上都承载了家庭太多的希望。兰彻是花匠的儿子，从小聪明好学，善良调皮，他代替小主人来这里上大学，任务是四年以后为主人拿回一张光宗耀祖的文凭。法涵是贫困人家的孩子，他来这里上学的目的就是有钱让爸爸治病、让妈妈过上好日子、让姐姐可以有出嫁的嫁妆，由于压力太重，他胆小而谨慎，学习成绩一直垫底。而兰俱喜欢野外动物摄影，由于惧怕父亲的权威，选择了不喜欢的工程专业，学习成绩更是倒数。

在兰彻"追求卓越，成功就会意外降临"、"过你想过的人生，做你自己"、"不要为明天而焦虑，要享受现在"等理念的影响下，他的朋友法涵在经过一次自杀以后，摆脱了恐惧；兰俱毅然决定退学，并说服其父亲，投身于他挚爱的摄影事业之中。

作者非常喜欢这部电影的片头曲《*Behti Hawa Sa Tha Who*》，下面是其歌词：

他如风一般自由，似风筝翱翔天空
他去了哪里……让我们去寻觅
我们为脚下的路途牵引，他却在独辟自己的蹊径
路途艰难，又毫无忧烦
我们为明日愁言，他只顾畅想当今
让每一刻壮美不凡，他来自何处
触动你我心弦却消失不见
他去了哪里，让我们去寻觅
烈日当下，他犹如一片林荫

大漠之中，他便似一片绿洲

对受伤的心，他是良药一剂

恐惧着，我们都泥足于井底

无畏着，他畅游于海天之际

毫不迟疑地迎接潮汐

他如一片浮云独自飘逸，却是我们最好的知己

他去了哪里……让我们去寻觅

我们不会放过你，我们还要继续，要继续

我这一生都为别人而活

哪怕只有一瞬间

让我自由地过……

我这一生都为别人而活

哪怕只有一瞬间

让我自由地过……

alala……

给我阳光，给我雨水

给我一个重生的机会

给我阳光，给我雨水

给我一个重生的机会

观照身体

身体，是你第一件也是最后一件神圣的外衣。你穿上它拥有生命，脱下它离开生命。它理应受到最尊贵的礼遇。

——玛莎·格雷厄姆

牛驾车。车喻身体，牛喻心。成佛是心行，不是身行！牛车前进，是牛行，不是车行！故此，车若不动，打牛不能打车！人要成佛，必靠修心，不能靠修身。打错了对象，车不能前进。修错了对象，人不能成佛！

这是一则经典的禅学语录，意思是：处理心身关系时，要把着力点放在心上。也就是说，身体上的问题许多时候与心理或心灵方面的原因息息相关。

一方面，"心"寓于"身"之中。在古代，《素问·宣明五气篇》就有关于五脏与五神关系的论述，即"心藏神，肺藏魄，肝藏魂，脾藏意，肾藏志。"

在现代，这方面的研究证据越来越多。例如，据美国《纽约时报》报道，人有两个大脑，一个位于头部，另一个则鲜为人知，它藏在人的肚子里。更让人不可思议的是，这个藏于肚子里的大脑竟然控制着人的悲伤情感。1996年，美国哥伦比亚大学解剖和细胞生物学院的主任迈克·格尔森提出"第二大脑"这一概念，认为每个人都有第二大脑，它位于人的肚子里，负责"消化"食物、信息、外界刺激、声音与颜色。通过深入研究，格尔森提出这个位于肚子中的"腹脑"实际上是一个肠胃神经系统，拥有大约1000亿个神经细胞，与大脑细胞数量相当，它能够像"大脑"一样感受悲伤情绪。格尔森发现，患有慢性肠胃病的病人中，70%在儿童成长时期经历过父母离婚、慢性疾病或者父母去世等悲伤的事情。这是因为"腹脑"通过迷走神经与大脑联系在一起，但是它又相对独立于大脑监控胃部活动及消化过程、观察事物特点、调节消化速度、加快或者放慢消化液的分泌等，这套神经系统能下意识地储存身体对所有心理过程的反应，而且每当需要时就能将这些信息调出并向大脑传递。于是，"腹脑"就像"大脑"一样，能感受肉体和心情的伤痛。另外，人患抑郁症、躁狂症以及帕金森病等疾病都能够引发"大脑"和"腹脑"出现一样的症状。

另一方面，我们的情绪知觉与生理方面的反应息息相关。例如，当心跳加快、血压升高、瞳孔放大、手心出汗时，我们会依照外界的情境解释自己的情绪是恐惧还是愤怒（因为这两种情绪在自主神经上的反应几乎是一样的）。心理学上有一个有趣的实验，清楚地说明了我们的感觉是受到内脏反应的影响的。这个实验是将男性被试者请进实验室看裸体女郎的幻灯片。在看片子的同时，实验者让被试者从扩音器中听到自己的心跳声。但被试者并不知道的是，这个心跳声其实不是他自己的，而是录音带播放的，实验者可以随意将声音调快或调慢。被试者的任务便是在一个美丽量表上给裸体女郎评分，看她有多迷人。实验结果发现：被试者是凭着他听到的心跳给分数，假如心跳快，他就给分高，因为他认为她一定是特别漂亮，我的心才会跳得这么快。

此外，躯体在许多时候会比大脑中的意识更能反映心灵（潜意识）的真实情况。心理卫生科所见的躯体化障碍、述情障碍多属这种情况。来访者反复述说躯体不适，但反复检查又没有发现与症状有联系的器质性病因，有时即使发现，也非常轻微，这些来访者许多时候还否认自己存在焦虑、紧张等情绪症状（他们在意识中的确没有感觉到）。这个时候就需通过探索躯体症状背后的心灵（潜意识）问题了。

例如，心灵（潜意识）如果有思想上消化不了的压力，就可能用隐喻的手法制造出消化系统的各种疾病；一些子宫肌瘤、乳腺病，也可能是潜意识以隐喻的心理机制制造出来的，以表明患者在家庭生活中的不良处境……

作者有一位来访者，因右上肢沉重、酸痛数年求治。该来访者的躯体检查除发现轻微的颈椎病外，未见明显异常。精神检查时未见明显的焦虑、抑郁等情绪症状以及精神病性症状。心理量表90项症状清单显示未见异常，心理健康测查量表显示谎分70分，其余因子分未见异常。在接受心理治疗的过程中发现，来访者从事财务工作，是单位财务部门的主要负责人，有许多难言之隐。

想换单位，但担心收入下降；想换个岗位，但家人反对。在明白她的右上肢沉重、酸痛是潜意识害怕签字的表现之后，来访者觉得自己不适合从事财务工作，不仅换了单位，还换了岗位，没多久，躯体症状消失了。

因此，禅师们把"念身"安排在修行的第一个"念处"，邀请我们敏锐地观照自己的身体。其方式就是规律地端坐特定的时间，把注意力转向身体的特定方面，如呼吸、腹部等地方，或者按顺序去观照全身的感觉。如果思维游移，轻轻地拉回正在观照的部位。这种观照是所有正念训练的基础，不仅有助于放松身体，而且能够帮助自己发现意识深处的潜在问题。此外，观照身体还可以用于疗愈慢性躯体疼痛，如慢性头痛、癌性疼痛等等。这种对疼痛的疗愈不同于止痛药。因为，止痛药是抑制疼痛；而这种观照在于探索和安抚。正如一位完形心理治疗师所说："你要看看自己是否能够温柔地探索疼痛，而不是把它挤到一旁。你要发现疼痛正在对你说什么。"

需要注意的是，禅学中的观照身体是一种对身体的正念式觉知，无关于"服保健品"、"体育锻炼"以及其他各种养生之术。那些整天担心身体生病或者经常卧床休息者，更不属"观照身体"之列。正所谓："四体不勤，五谷不分，何谓丈夫。"

过自己想过的生活

人生最终的价值在于觉醒和思考的能力，而不只在于生存。

——亚里士多德

惠能年轻时父亲去世，家境贫寒，靠打柴卖柴来养活母亲。有一天他听到买柴的客人念诵"应无所住而生其心"这句话，若有所悟，忙问客人这是什么经文，客人告诉他这是《金刚经》，弘忍大师正在黄梅东山寺给大家讲这部经。惠能听了，在客人的资助下安顿好母亲，就前往黄梅拜见禅宗五祖弘忍。

这是禅宗六祖大师惠能出家前的故事。悉达多（佛陀出家前的名字）的行为比惠能更绝，他是个王子，为了解除自己的"死亡恐惧"、"意义感缺失"、"不自由"和"孤独"等存在性问题，偷偷地抛弃了家庭、荣华、国家。

在网上曾有关于惠能是否是孝子的问题。有人提出：

在佛家人看，人死后是会陷入"六道轮回"的，在轮回中的人，会生生世世在痛苦中度过，比如"爱别离、怨憎会、求不得、五蕴炽盛、生、老、病、死"等等，时时刻刻伴随着人的欲望而存在着。如果想要亲人们脱离苦海，首先自己就要超出三界，然后才能帮助亲人们至少脱离下三途（六道轮回中的地狱、饿鬼、畜生）。

六祖惠能，先是听人读诵《金刚经》有感，确认这是可以令人解脱的法门，再确认五祖弘忍是可以带人成佛的事实，然后用有缘人提供的十两银子为母亲安排了后半辈子的生活保障，最后才是自己前去修佛成佛，正是基于这种对生命的认识。这应该是大孝的做法呢。当然，六祖惠能最终的成就，也足以救度他母亲脱离轮回了。

作者以为，不管是悟道前的悉达多还是惠能，他们当时不可能会想到自己将来会成佛，他们或许只是想："这是我生命中要追求的东西"，或者，"这是我想过的生活"。换句话说，他们当时并没有功利心。

这对我们中国人是意义重大的。因为，许多中国人由于缺乏独立的人格，只是跟着别人走，做别人要求的事，糊里糊涂过人生，是不知道自己内心真正需求的。孔子在《论语·里仁》中即有"父母在，不远游，游必有方"的话。胡适先生曾对此进行批判，认为他们不是在"过'人'的生活"，而是在过"糊涂生活"，甚至"动物的生活"。他在《新生活》中写道：

前天你没有事做，闲得不耐烦了，你跑到街上一个小酒店里，打了四两白干，喝完了，又要四两，再添上四两。喝得大醉了，同张大哥吵了一回嘴，几乎打起架来。后来李四哥来把你拉开，你气愤地又要了四两白干，喝得人事不知，幸亏李四哥把你扶回去睡了。昨儿早上，你酒醒了，大嫂子把前天的事告诉你，你懊悔得很，自己埋怨自己："昨儿为什么要喝那么多酒呢？可不是糊涂吗？"

你赶到张大哥家去，作了许多揖，赔了许多不是，自己怪自己糊涂，请张大哥大量包涵。正说时，李四哥也来了，王三哥也来了，他们三缺一，要你陪他们打牌。你坐下来，打了十二圈牌，输了一百多吊钱。你回得家来，大嫂子怪你不该赌博，你又懊悔得很，自己怪自己道："是呵，我为什么要陪他们打牌呢？可不是糊涂吗？"

诸位，像这样的生活，叫作糊涂生活，糊涂生活便是没有意思的生活。你做完了这种生活，回头一想："我为什么要这样干呢？"你自己也想不出究竟为什么。

诸位，凡是自己说不出"为什么这样做"的事，都是没有意思的生活。

反过来说，凡是自己说得出"为什么这样做"的事，都可以说是有意思的生活。

生活的"为什么"，就是生活的意思。

人同畜牲的分别，就在这个"为什么"上。你到动物园里去看那白熊一天到晚摆来摆去不肯歇，那就是没有意思的生活。我们做了人，不应该再学那些畜牲的生活。畜牲的生活只是糊涂，只是胡混，只是不晓得自己为什么如此做。一个人做的事应该件件事回答得出一个"为什么"。

我为什么要干这个？为什么不干那个？回答得出，方才可算是一个人的生活。

我们平常是否也是如此，深陷在各种肤浅的关系之中，在各种面子、人情之中，而没有在"过自己想过的生活"呢？林语堂先生曾经说过："面子、命运和人情为统治中国的三女神。"外国学者劳德（J.Rodes）对中国人也有那么一种评价："对中国人大部分行为、态度的分析，穷极到一点就是'面子'。那不可思议的感受性、隐秘性，平素被谦让掩盖着的，根源于极度虚荣的、病态的功利主义。"

的确如此，"爱面子"、"讲脸面"成为支配许多中国人行为的一个基本出发点。因此就有这么一句话："死要面子活受罪"，一些人为了"面子"甚至可以忍受任何痛苦，即使受罪也无所顾忌。在人与人的打交道过程中，人们也尤为重视脸面问题，因而就有"打人不打脸，揭人不揭短"之说。

心理卫生科的临床经验告诉我们，大凡有心理障碍或心理疾病的人，无论他自己承认与否，几乎都属"死要面子活受罪"之列。例如，许多强迫症患者由于过分害怕细菌感染，脑子里总有"不怕一万，就怕万一"的强迫性担心，继而没完没了地洗手，有些病人半天就可以用完一块香皂。但是，他们却一边清洗，又一边不时张望，生怕有人看到或注意到他在清洗。可以说，他已经没有自己的生活了。

进一步说，从某种意义上，过分强调"忠、孝、仁、义"等儒家思想也是对"人"的束缚，会妨碍独立人格的形成，对"过自己想过的生活"不利。正如胡适先生在《我答汪先生的信》中所写：

"父母于子无恩"的话，从王充、孔融以来，也很久了。从前有人说我曾提倡这话，我实在不能承认。直到今年我自己生了一个儿子，我才想到这个问题上去。我想这个孩子自己并不曾自由主张要生在我家，我们做父母的不征得他的同意，就糊里糊涂地给了他一条生命。况且我们也并不曾有意送给他这条生命。我们既无意，如何能居功？如何能自以为有恩于他？

他既无意求生，我们生了他，我们对他只有抱歉，更不能市恩了。我们糊里糊涂地替社会上添了一个人，这个人将来一生的苦乐祸，这个人将来在社会上的功罪，我们应该负一部分的责任。说得偏激一点，我们生一个儿子，就好比替他种下了祸根，又替社会种下了祸根。他也许养成坏习惯，做一个短命浪子；他也许更堕落下去，做一个军阀派的走狗。所以我们"教他养他"，只是我们自己减轻罪过的法子，只是我们种下祸根之后自己补过弥缝的法子。这可以说是恩典吗？

我所说的，是从做父母的一方面设想的，是从我个人对于我自己的儿子设想的，所以我的题目是"我的儿子"。我的意思是要我这个儿子晓得我对他只有抱歉，决不居功，决不市恩。至于我的儿子将来怎样待我，那是他自己的事。我决不期望他报答我的恩，因为我已宣言无恩于他。

先生说我把一般做儿子的抬举起来，看作一个"白吃不还账"的主顾。这是先生误会我的地方。我的意思恰同这个相反。我想把一般做父母的抬高起来，叫他们不要把自己看作一种"放高利贷"的债主。

先生又怪我把"孝"字驱逐出境。我要问先生，现在"孝子"两个字究竟还有什么意义？现在的人死了父母都称"孝子"。孝子就是居父母丧的儿子（古书称为"主人"），无论怎样忤逆不孝的人，一穿上麻衣，带上高粱冠，拿着哭丧棒，人家就称他作"孝子"。

我的意思以为古人把一切做人的道理都包在孝字里，故战阵无勇，莅官不敬等都是不孝。这种学说，先生也承认他流弊百出。所以我要我的儿子做一个堂堂的人，不要他做我的孝顺儿子。我的意想以为"一个堂堂的人"决不至于做打爹骂娘的事，决不至于对他的父母毫无感情。

作者的一位同学大学毕业后开始在基层医院当了几年医生，后来到市区一所机构从事医疗相关行业的工作，由于工作相对轻松，就像千万的上班族一样在外搞起副业，再后来在外与人合伙投资，经营了两所医院。就这样，整天忙忙碌碌地度过了二十余年。他最近开始失眠、情绪低落，前来咨询。作者问他为什么要那么忙碌呢？他回答说："开始时觉得在基层工作没面子，刚到了市区工作时觉得没地位，出去投资经营医院之后才发现'这不是内心真正想要的生活'，但现在已经没有退路了。"

在进行了一段时间的"禅疗"之后，该朋友辞掉了原单位的工作，转让掉了这两家医院，然后开办了一个规模不大的门诊，重新过上了"朝九晚五"的生活，还定期参加我们举行的"团体禅疗"活动。

电影《碧海蓝天》里的男主角杰克更是走了极端，他由于在世俗社会中找不到存在意义上的自己，就用悲壮的方式去追求"自己想过的生活"：

　　杰克在希腊海边长大，虽然小时候眼看着爸爸死于一次潜水事故，但这并没有削减杰克对大海的热爱。当杰克的朋友恩佐找到他，劝说他参加潜水冠军大赛时，杰克答应了，在比赛中成绩突出，勇夺冠军，并且得到了乔安娜的爱。两人打得火热，杰克却意识到他放不下、离不开大海。意外发生了，好友恩佐在潜水中不幸丧生，杰克把恩佐的尸首放入大海当中，杰克的心中非常迷乱，他觉得自己不再属于人类社会，只想潜进深海，像海豚一样陪伴大海一生。尽管传来了乔安娜怀孕的消息，杰克只是深情地看了看爱人，转身投入了大海的怀抱。

需要注意的是，本文所说的"过自己想过的生活"是希望我们听从自己内心深处的召唤，并积极回应其召唤，而不要迷失在人潮中。它具有特立独行的特点，但无关于"胡作非为"和"自我膨胀"，而是一种尊重和敬畏生命的方式。道济禅师所说的"酒肉穿肠过，佛祖心中留。世人若学我，如同进魔道"，就是此意。

好活好死

即使明天是世界末日，今天我还是要种我的苹果树。

——马丁·路德

五台隐峰禅师的死法：隐峰禅师为阻止一场战争而现神通，现神通后，师恐引起众人误会，便决定圆寂。师来到五台，于金刚窟前示灭。隐峰禅师问众僧："禅师圆寂，有的坐着，有的躺着，是否有站着圆寂的？"众僧曰："皆有。"隐峰又道："那有没有倒立着圆寂的呢？"众曰："没见过。"隐峰禅师道："既然没有，我给你们示范一个。"立刻来了一个倒立，眼睛一闭，走了。人虽倒立着，衣服却顺着身体，一点不乱。众弟子抬他的遗体，却怎么也搬不动，兀自立在那里。隐峰有一个妹妹也出家为尼，正好也在，尼师上去拍着尸首呵斥道："老兄，你活着的时候不守戒律，难道死了还要迷惑人吗？"说完，用手一推，隐峰禅师应声而倒。

德普禅师的死法：有一天，他把徒弟们都召集到跟前来，吩咐大家说："我就要去了，不知道死了以后你们如何祭拜我，也不知道我有没有空来吃，与其到时师徒悬念，不如趁现在我还活着的时候，大家先来祭拜一下吧！"弟子们虽然觉得奇怪，却也不敢有违师令，于是大家欢欢喜喜地聚在一起祭拜了一番，谁知道第二天雪一停，德普禅师就真的去世了。

洞山良价禅师的死法：师将圆寂，命弟子给他剃发沐浴，然后集众，登座告别。好久没有动静。弟子大哭，哭了几个时辰，禅师忽然睁开眼睛说："出家人心不附物，是真修行。劳生异死，哀悲何宜？"然后命令弟子准备愚痴斋，要与弟子一起用过愚痴斋后再走。弟子们想要禅师多留些时日，就慢慢吞吞地准备，就这样又拖了七日才办好愚痴斋。禅师与大众用过愚痴斋后对大众说："我在世间有那么多的名头，有好有坏，谁能为我除去这些闲名？"大众面面相觑，不知道怎么回答。一个小沙弥出来问道："请问和尚法号？"良价说："吾闲名已谢。"说完就去世了。

禅师素以洒脱著称，上述几个例子足可看出禅师对生命本质的彻悟，真正做到了"好活好死"。

或许有人会问：这些记载真实吗？我们都没见过这样的事例，如何证明呢？这就是我们大众的执着与愚痴，什么都要个证明，你没见过佛，难道能说佛是不存在的吗？就像你从来没有去过美国，美国就在地球那边消失了吗？

我们俗人贪生怕死，乐生恶死，甚至根本不愿谈论死，极力回避死亡这个话题。"祝你身体健康、长命百岁"是我们常用的祝福语，"万古长青"、"福"是墓碑上常见的用语。我们希望用这些吉利的话来减轻自己的死亡恐惧，或者否认死亡的存在。可是，除少部分寿终正寝者之外，许多人会因病去世，有些人因飞来横祸去世，还有些人在未成年时就中途夭折了。也就是说，死亡与生命是一体两面，时刻存在的。要想克服死亡恐惧，唯一的方法是好好地去生活。换句话说，只有好好活的人才不怕死。正如马可·奥里利乌斯所说："一个男人并不惧怕死亡，而是惧怕自己从未开始活过。"下面三个事例也是这个意思。

事例一：明朝时候，有个秀才住在一片乱坟地当中，每天读书，品茗，吟诗作赋，好不快哉。有一天，一个朋友来访，看到他住的环境，满是大大小小的坟包，对他说："日日见此，定然不乐。你怎么还能每天喜笑颜开呢？"秀才答道："日日见此，不敢不乐。我哪里还有闲工夫去忧愁呢？"

事例二：有一个音乐家，被判处死刑。在执行死刑的前一天，他在监狱中仍然很有兴致地拉着他的小提琴。有一个人觉得他这种行为不可理解，忍不住问他："你明天就要死了，还拉琴做什么呢？"那个音乐家微笑着说："明天就要死了，现在不拉，还等什么时候呢？"

事例三：19世纪的法国诗人阿威尔，毕生追求诗句的精炼优雅，憎恶语言的混淆。有一天，他躺在医院的病床上，生命垂危。一个修女以为他咽了气，大声朝门外呼喊："快把走廊上的XX拿进来！"但她把Korridor

（走廊）念成了 Kollidor。阿威尔听见了，立刻睁开眼睛，很清楚地对修女说："那个字的正确拼法应该是 Korridor。"在及时纠正修女的错误后，他才又闭上眼睛，安然地离开这个尘世。

有死亡恐惧、健康焦虑治疗经验的人都知道，死亡焦虑与每个人"生活中未曾生活的部分"成正比，那些感到自己活得丰富多彩、实现了自己的潜能和命运的人，面对死亡时较少感到焦虑。而那些平常瞎忙碌者、无所事事者、社会退缩者、毫无爱心和敬畏精神者，每当生病时就高度恐惧。

在心理卫生科，我们对于许多焦虑症、疑病症、恐惧症等神经症来访者经常使用"存在主义休克疗法"。具体操作可参照以下方式：

找一个没人打扰的安静地方，先练习 20 分钟以上的渐进性放松训练或内观呼吸，然后运用"魔鬼式"的声音慢慢地对你自己说："你现在过的以及你曾经过的这些生活，你将不得不再过一次，且会无数次重复过这样的生活，这种生活不会有任何新鲜之处，但这生活中的每一个痛苦，每一个欢乐，每一个想法与叹息，每个小到微不足道或大得无以名状的事，都会重新回还往复，都以同样的连续性、按同样的顺序重复，存在的永恒沙漏不断上下翻转，而你只能与之相随。"（这段内容也可提前录下来，应用时再播放。）

观察一下自己在听完这段内容后的反应，如果觉得难以忍受，看来您一直没有在好好地活，得改变一下接下来的生活模式了。

这一方法可以促进你的头脑清醒，它会提升你对生活的觉察，让你意识到，此世的生活，也是你唯一的生活，应该过得美好和有意义，尽可能不留下什么遗憾。与这一方法类似的是"给自己写讣告"，能促使我们主动地去追求和担当"实现什么"和"放弃什么"的价值生命。换句话说就是，促使自己在接下来的日子里好好地生活。具体操作可参考以下方式进行：

给自己准备一小时左右的时间。找一个安静的地方、几份阅读材料

（有讣告内容）、一张纸和一支笔。先用几分钟的时间进行"坐禅"。通过关注自己的呼吸将专注力引向当下，并注意此刻你身体中的各种感受。然后，请读几份阅读材料上的讣告，注意这些讣告中的内容：人们生于何处，他们的生命历程，接触了一些什么样的人。同时也请注意观察你的内心对这些内容产生了什么样的反应。

现在请想象一个你有可能去世的年龄，并开始为去世的自己写讣告。这份讣告要写得好像是某个熟悉你的人为你写的一样，并且它还要被公布于众。你可以尽量老老实实地写，因为你并不是真的要把它拿给别人看。讣告中既要包括在你一生中你认为好的那些方面，也要包括一些你真希望没有发生过的不好的方面。将相关的重要人物、地点和事件都写在其中，同时还要写下有哪些人是你不愿与之分别的。

在写这份讣告的同时，请留意随之产生的各种思想和情感。注意观察有哪些是你难以承受的，而你的内心又是如何对其做出回应的。你也可以关注所出现的任何正面情绪。尽量让自己以开放的心态来接受整个过程。

下面是一例疑病症患者克服健康焦虑的过程：

该来访者男性，31 岁，已婚。因"反复躯体不适、担心健康 5 年"求治。来访者自小开始就比较关注身体健康，稍有不适就要求家人带其到医院就诊。

近 5 年来反复感觉躯体不适，担心健康。例如，出现咽痛就担心喉癌，颈部 B 超显示淋巴结就担心会否生淋巴瘤；睡眠较差，觉得疲劳，在家经常卧床"养病"，或者打麻将，家务靠妻子一个人干，日常生活消费靠父母接济（父亲有船，与他人合伙捕鱼为生）。曾反复到医院做身体检查，未见明显异常。也曾经到某医院心理科就诊，医生诊断"躯体形式障碍"，给予帕罗西汀、奥氮平等药物治疗，但又害怕药物副反应不敢吃。经人介绍到台州医院心理科做"禅疗"，来访者在观看完电影《生之欲》后有所触动，觉得自己的确处于"无聊的等死模式"状态，但当探讨到责任问题时，夫妻俩都说"确实没事可做"。遂建议其替妻子分担一些家务事，对照着《与自己和解：用禅的智慧治疗神经症》或《唤醒自愈力》中的日常禅修进行生活；每天去爬山、快走1个小时左右，每天控制在床上时间不超过9小时。经过2个月治疗之后，来访者的症状有所改善，但仍不满意。有一次在探讨兴趣爱好方面的内容时，来访者精神开始振作，侃侃而谈，说他从小就喜欢船，喜欢海，曾多次跟父亲出海，但近几年因身体不好而不敢去。

于是，医生给他布置了两部电影《白鲸》和《碧海蓝天》。复诊时，来访者告诉医生，他的生命也属于大海，决定冒险一次，回到船上试试。从此，该来访者找到了属于他自己的活法，死亡恐惧也就不明显了。

接触自然界

我不是不爱人类，而是更爱大自然。

——拜伦

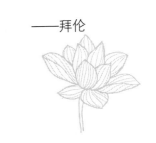

高山飞瀑沫，野寺少燃灯；

坐对玲珑月，不时心似冰。

这首诗由慧永禅师所作。意思是：高山上瀑布奔流，清凉圆润的泡沫飞翔在空中，天色虽然黑暗，无人拜访的寺庙也没有点上灯火。我独自坐在瀑布旁，望着近在眼前的月亮，晶莹剔透，那就是我的心，无论红尘有多少喧嚷，这里依然宁静。

类似的诗偈在禅学典籍中极为普遍，足见自然对生命的重要。

首先，对于处于忙碌、拥挤状态的都市人来说，自然能为我们提供安静的暂时避难所。正如温德尔·贝利的诗所描述：

大自然的安宁

满世界的绝望在我心中滋长

黑夜里醒来，耳边有细微的声音

心忧自己，心忧孩子

走进树木，和衣而卧

美丽的野鸭在湖中休憩

大个儿的苍鹭也在此觅食

我融入大自然的宁静

野生生命无忧无虑

星星在头顶闪耀

等待它们的光明

此时此刻

我心舒放

其次，对丧失灵魂的现代人来说，自然具有母性的力量，在那里可以找到心灵的家。心理学家荣格曾提出："在我眼里，高山、河流、小溪、花草树木以及动物似乎远比那些着装怪诞、吝啬、自私、自负、虚伪、妄自尊大的人类更能阐释本质。"在他七八岁时，有一次独自坐在花园的一块石头上，突然产生类似庄周梦蝶这样一个疑问："我是那个正坐在石头上的人呢，还是那块被他所坐着的石头呢？"自此，他走上给灵魂安家的道路。在 47 岁时，荣格把自己安住在小镇波林根，在那里产生了不少的灵性之作。下面是他对自己处于自然状态的描写：

我时常觉得自己也伸展向那无际的旷野以及周围一切存在的内部。我觉得我是生活在每一棵树中、每一朵浪花的耀动之间，生活于云雾与动物的穿梭以及季节的变化。这塔中的一切已经随着岁月的流畅而注入了自然的特色，而每一特色也都与我息息相关。在这里，任何一样东西都有它自己以及我的历史，这里是心灵特有的无限的王国。

这里没有电力设施，天冷的时候我靠向火炉取暖。傍晚时分，我燃起油灯。这里没有自来水，我从井中打水；我劈柴用来烧饭。这些简单的工作使人变得简单，但是变得简单又是何等的艰难！

在波林根，周围的一切几乎都是沉默无声的，而我生活于"自然的适度和谐之中"。"思绪不断涌现，回荡着多少个世纪的往事，也预见着那遥远的未来。在这里，那创造的痛苦得以缓解，创造与游戏密切地结合在了一起。"

此外，从通俗的心理学角度看，接触自然具有治疗的价值。因为，野外体验不仅可以减少幻想并使人产生整体感和相互联系感，还可以使人理解时间和永恒感。用传统的中国术语来说，接触自然可以让我们体验到"天人合一"感。我们体会，野外生活教给我们的是"什么是不可预测的"，同时也教给我们"什么是秩序"，也使我们知道"有时需要敏感的神经，有时又需要攻击行为"。换句话来说，接触自然有助于培养我们"成熟的态度"。

概括相关研究进展，与自然环境（非人类环境）建立起成熟的关系至少有四大好处：

（1）可以减轻我们对自己终要死亡的焦虑以及自我的渺小感。

瑟尔斯认为，无论这些感觉来自哪里，与自然环境建立成熟关系可以缓解我们的存在性孤独和死亡恐惧。正如诗歌《野天鹅》所展现的：

你不必做得很好。

你不必跪行在绵延千里的沙漠之中，不停地忏悔。

你只需让你柔软的身躯感受身边的一切。

告诉我你的绝望，

我也会告诉你我的绝望。

与此同时，世界运转不息。

与此同时，太阳和雨中的鹅卵石都向着新的风景移动，

越过草原和幽深的树林，

还有山峰和河流。

与此同时，那些野天鹅，高飞在清澈蔚蓝的天空，

又一次向着家的方向。

无论你是谁，有着怎样的孤独，

世界都向你展示着它自己，

呼唤你，就像野天鹅的声音，粗糙刺耳也令人振奋——

一遍又一遍，宣唱着你在万物中的位置。

（2）能够培养我们身份的确定性和目的性，使"自我"得到发展。

在非人类环境中，我们既能发现自己的潜能，也能发现自己的局限性，会比与其他人类的互动时更能清楚地看清自己的潜能和局限性。梭罗下面这段话

正说明了在自然中独处的这一好处：

> 有一年夏天，我没有读书。我挖豆子，更确切地说，不止挖豆子。有一些时候，我无法在那一刻做任何工作，无论当时脑力的还是手工的。我非常喜欢生活里时间的富裕。有时候，就让天空来沐浴我，我就坐在阳光灿烂的门廊里，在松树、山胡桃树、漆树的包围中，鸟儿唱着歌儿或者无声地飞掠过屋顶，我陷入幻想，从太阳升起，到中午，到太阳从西面的窗子里照进来，或者远处公路上旅游者的车声提醒我时间的流逝。我在那些季节里成长，就像玉米在夜里生长一样，那比任何工作都好。

（3）可以强化自己的现实感。

通过与自然环境的创造性互动，强调把自然的物质世界作为"根基"，有助于防止现代文明人迷失在认知的反思或认知的强迫性里。正如梭罗下面这段话所说：

> 有时候，在一个乡村起居室里待到家人全都入睡以后，我会再回到丛林，脑子里想着次日的晚餐，在月光下伴随着猫头鹰、狐狸奏响的小夜曲，以及附近不知名的鸟儿时不时地发出的吱吱嘎嘎的响声，在一艘小船上钓几个小时的鱼。这些是我难以忘怀的和珍贵的经验——停泊在四十英尺深的水面上，离岸边二三十钓竿那么远，周围是数不清的鸟儿栖息的树枝和月光下波光粼粼的水面，平时藏在四十英尺水面之下的夜间活动的鱼类在游动。当我在轻柔的夜风里，泛舟飘游在池塘里的时候，后面会拉起一条六十英尺长的波线，时不时地还能感到轻微的震荡，那表明某些潜行的生物因为犹豫着不知往哪里去，停下来决定所去的方向。终于，我慢慢起身，双手交替着拉起钓线，一条长须的鲶鱼往上扭动着身体，发出咯吱咯吱的声音。这很奇怪，特别是在黑夜里，我的思维重新联系起来。似乎，下一次，如果我把钓线抛向水面的同时也抛向空中，我就可以用一个鱼钩钓到两条鱼。

（4）可以强化和人类的情感并使得人能够接受他人的局限性。

长期处于都市，许多人的自我膨胀越来越明显。如果通过与非人类环境建立成熟的关系，我们认识到在广大、无限和更持久的非人类环境中的渺小，就可以增强我们对其他人类的同情和怜悯之心。毕竟，其他人和我们自己一样有着存在主义的孤独。正如国际空间站指挥官、美国宇航员弗兰克·卡伯特森在太空中见证9·11恐怖袭击后所说：

> 从太空中看纽约所发生的一切，让我对地球产生了前所未有的热爱。很少有人能够拥有在宇宙中遨游的机会，对于我来讲，太空旅行让我大开眼界，不再自以为是。
>
> 很显然，人们之间存在着巨大的分歧。但大家应该从宇宙看一看我们的地球，这是一个多么微小、脆弱的世界，就像一颗小石子。如果我们不能学会如何和睦相处，世界面临的将只能是灾难。

电影《仙境之桥》也全面概括了与自然（非人类环境）接触的好处：

> 十一岁的小男孩杰西·阿龙斯是一个胆小的、孤僻的、沉浸在自己图画世界的小孩子。家里的姐妹很多，感受不到亲姐妹的关爱，关系平淡得犹如并不熟悉的新邻居，见面时顶多打个招呼。由于家境不好，姐妹又多，自己的鞋子烂了丢了又继续穿姐姐穿过的破旧鞋子，很想与爸爸妈妈争论或抗辩一番，但很快又放弃了。他一直梦想能成为学校中跑得最快的学生，正当他赢得了年级里的田径冠军之时，一个叫莱斯莉·巴克的小女孩突然出现，成了他在田径场上的劲敌。似乎跑得比任何人都快的转学来的学生莱斯莉是个挺神秘的人物。逐渐认识她的同学告诉别人，在莱斯莉的家里居然没有电视，整个屋子都堆满了各种各样的书籍。没过多久，杰西与大方善谈的莱斯莉成了好朋友。
>
> 他们在家附近发现了一片荒芜的森林，在大人的眼里，那也许只是一片废弃的丛林。可是在他们眼中，那是他们的特雷比西亚王国，他们就是王国里的王子与公主。一根从树上垂下的麻绳就是通往特雷比西亚王国的

桥，只要抓住麻绳荡过小溪就能到达他们的王国。在那里，他们愉快地奔跑，尽情地欢笑，勇敢地与想象中的魔王、怪物、巨人、精灵战斗。那片原本静默的丛林，因为他们而重新展现了无限的生命力。杰西的世界也开始闪闪发光，他的童年这时才真真正正地开始。

一天，莱斯莉溺死在了丛林边的小溪里，因为她紧拽的麻绳断了，她跌进了小溪里。特雷比西亚王国似乎也随着莱斯莉的远去而消逝了，恢复了原来那片死寂的丛林。

在莱斯莉走后，杰西在莱斯莉失足落水的地方搭起了一座通往仙境的桥，他牵着妹妹梅宝的手走过小桥，梅宝在杰西的引导下幻想着特雷比西亚王国的美丽，特雷比西亚王国在梅宝的幻想下又恢复了生机。深情的山川，低吟的海洋，绵延的繁花，宏伟的城堡，还有热情迎接他们的特雷比西亚的子民们。梅宝成了特雷比西亚的新公主。

从此，杰西的心门真正敞开了，他的人生不再灰暗，他找到了通往梦想的仙境之桥。

在国内外，禅疗、农疗等自然疗法在心理障碍以及慢性疾病的疗愈中已越来越受到医生、治疗师、心身障碍病人的青睐。我们在进行团体性心理治疗时，也喜欢把活动地点选择在大自然之中，在那里，我们体验到了"野外活动本身就是治疗"。

接纳自己

"我怎样才能改变自己？"门徒问。

"你就是你自己。假如你要改变自己，就像要绕开自己的影子一样。"禅师答道。

"那么，我就不用做什么吗？"门徒又问。

"你可以觉察、理解和接受自己。"禅师说。

"如果我接受自己，我怎样才会改变？"门徒忧心忡忡地说。

"如果你不接受自己，你怎么会改变？如果你不能接受自己不能改变的，你只能倒退。"禅师说。

——安东尼·德梅洛

有一位比丘尼请教龙潭崇信禅师："究竟要如何修持，下一辈子我才能转为大丈夫呢？"

龙潭道："你出家多久了？"

比丘尼答曰："过去出家有多久，与未来有什么关系？我只是想知道将来什么时候才能转为男相！"

禅师曰："那你现在是什么？"

答曰："我是女尼，难道禅师看不出？"

禅师道："谁知道你！"

比丘尼于言下有省。

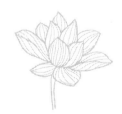

龙潭崇信禅师告诉比丘尼，要接纳这样的自己。爱因斯坦也有类似的言论。他在没有成名时，生活很艰苦，在衣着上十分随便。有人提醒他，应该有一件像样的大衣，才能进入社交界。他说："默默无闻，即使穿着再漂亮也没有人认识我。"几年后，爱因斯坦成了举世闻名的大科学家，衣着仍然十分随便，习惯不改。那个人又提醒他赶快做一件大衣，否则与大科学家的名声不相称。爱因斯坦笑着说："现在即使我穿得再破烂些，也会有人认识我的。"有时，他甚至穿着运动衫和凉鞋到柏林大学上课。朋友们颇不以为然，他却戏谑地说："要是布袋子比里边的肉更好，那可是一件糟糕的事。"

是的，只要自己接纳这样的自己，别人的意见就没那么重要了。

许多现代人恰恰相反，他们"只想做别人，不愿做自己"，一辈子活在比较之中。例如，有人在媒体上看到同龄人活跃的姿态时，就会感到极其自卑；有人看到朋友过得幸福，不是想要祝福而是心生嫉妒或者非常焦躁；有人对于自己的职业、学历以及年收入非常不满意；有人对自己的身高、长相不满意……

在心理卫生科，我们不时会遇到一些极度讨厌自己的来访者，有些人讨厌自己的性别，想要通过服药或手术改变性别特征；有些人对身体的某些部分不满意，而要求整形。例如躯体变形障碍患者，他们会想象出一个有缺陷的外表，或者将一个微小的缺陷过分夸大，而过分关注皮肤、胃、体格、臀部、头发、眼睛、髋关节、下巴、鼻子、大腿、嘴唇、眉毛、体重、牙齿、脸型及大小等身体部位。下面是一位来访者的情况：

> 该来访者系 22 岁女性，大三学生，1 年前因脸上长粉刺而开始实行素食，并且不吃大米，以豆类、玉米、小麦等代替。为了保证大便每天通畅，她清晨必须饮用 800 毫升的凉水。她不在外面餐馆、食堂等地方吃饭，如果外出，就自带干粮。一年下来，她脸上的粉刺是没有了，但出现了停经、体重下降 10 公斤、贫血等营养不良症状以及抑郁、强迫等心理障碍方面的症状。

为什么会这样呢？这与"自卑情结"有关。有这种情结的人常把自己的自卑感当作某种借口使用。例如，我因学历低，所以无法成功；我因为长得不漂亮，所以结不了婚。

临床发现，有这种情结的人会朝着两个极端发展，部分人会走上"退缩"

的道路，他们整天怨天尤人，把责任归于外在的因素，为自己的不努力找借口，他们经常说"要是我身体好/睡眠好/没有病/漂亮点，那么……"。有心理卫生科临床经验的人都知道，这类人其实是想要借助不幸来显示自己的"特别"，他们想要用不幸这一点来支配别人和环境。这种状况有如阿德勒所说："在我们的文化中，如果要问谁最强大，那答案也许应该是婴儿。婴儿其实总是处于支配而非被支配的地位。"用精神分析的术语来说，这类人是在"向子宫回归"。

另一部分人则表现出了"优越情结"，他们表现得好像自己很优秀，继而沉浸在一种虚假的优越感之中。一个常见的例子就是"权势张扬"，他们大力宣扬自己是权力者。用心理学的补偿理论来分析，他们无非是在通过这种方式来显示自己是一种特别的存在。在我们的文化中，"干部"的称谓或许与此有关。学历造假或者过度追逐名牌也属于一种权势张扬和优越情结。准确地说，这属于"虚假优越感"。

怎么办呢？首先需要使来访者明白：接纳这样的自己，不与任何人竞争，不与任何人比较；做一个真实的自己，价值在于自我超越。否则就会出现类似朱西亚的担心：

> 朱西亚是一个伟大的犹太教拉比（牧师），临死前对门徒说："我怕在我抵达天堂时，他们问我一个问题。"
>
> "他们会问您什么问题呢？"门徒急切地想要知道。
>
> "我不怕他们问：'朱西亚，为什么你不像摩西呢？'"朱西亚说，"我怕的是他们问我：'为什么你没有更像朱西亚呢？'"

朱西亚的意思是：别人再好，那也是别人，追随别人的脚步前进，不会留下足迹；要成为"我自己"，就要接纳自己，倾听自己内在的声音，走自己的路；相信造物主既然赋予我们独一无二的形体，就是期望我们去完成独一无二的工作，这些工作只有你能做，他们是无法被取代的，不能被复制的。

下面是萨提亚冥想中关于"接纳自己"的祈祷文，大家可以参照着练习：

我努力在工作上做到最好，但我不要求自己十全十美

我接受不够完美的我自己

我不必事事要求完美

我不需要做出让别人喜欢的样子

我不再把能量浪费在"别人会怎么看我"上

我做我自己，我接受我真实的样子

我接受我的每一个感觉，不管是好的还是坏的

我开始学会爱自己

我不再批判自己做得好不好

我不再处处与别人计较

我不再活得那么辛苦

我做真实的我自己

我不再为别人而活

我不再为面子而活

我做我自己的主人

我活出我自己

我是最特殊的人

我是世界上最独特的人

我是最真诚的人

我可以做自己

我爱我自己

我是最善良的人

我乐于分享

我乐于助人

我满意我自己

我接受丰足与爱

我接受我还有情绪

我接受我还有愤怒

我接受我还有怨尤

我接受我还无法做到无条件接纳一个人、爱一个人

我接受我还无法原谅某一个人

但是我正在努力学习爱

爱已经起步了

我的未来是安全的

我是安全的

我是可以放轻松的

我可以信任生命

我让自己成为接受的、开放的

我不必和别人比较

我可以做自己

我接受这样的我

我接受所有对我有益的事物

我努力于敞开我的心

我对一切事情表达感谢

我接受爱，我值得被爱

我可以享受生命

我值得享受丰足与爱

我XXX（姓名）已经被负面的念头掌控了XX年！

我决定摆脱它了！我一定做得到！

我此生的目的是学习无条件地接受自己、接纳别人。

世界上（指现象界）没有十全十美的人，完美的人并不存在。

我爱此时此刻的我自己，我爱每一部分的我自己，包括我的光明面与黑暗面。

我接受我的残忍邪恶，我也接受我的良善美好。

我接受失败漏气的我自己，我也接受成功荣耀的我自己。

我接受过得不好的我自己，我也接受过得很好的我自己。

我释放我的旧伤，我不再惩罚自己。

我不再自我贬抑，我不再批判自己。

我可以在人前表现我的脆弱。

我不需要扮演完美。

我释放对自己创造力的怀疑和局限。

从现在开始，我可以展现了不起的创造力、行动力和实现力！

我与生命本源的爱是一体的，

我是一个永恒的生命体，

为了学习爱与宽恕来到人间。

我是丰足、开放、慷慨、慈爱的。

我乐于分享，我喜欢奉献。

我接受现在的我自己，我接受这样的我自己。我值得被爱。

不论过去曾经发生什么事情，都不影响我纯净美好的本质。

过去的阴影丝毫不影响我的纯净美好。

爱与力量在我的里面，所以我根本无所畏惧。

我有无限力量、无限潜能、无限智慧，我正蓄意待发！

我接受不够完美的自己。当我伤心的时候，我是可以悲伤的；当我生气的时候，我是可以愤怒的；当我有话要说，我是可以表达的；当我受委屈的时候，我是可以勇敢做自己的！

我忠于我的感觉，不再压抑掩饰，不再自我欺骗。真正的爱，是能够允许别人表达他的感觉，也允许自己能够表达自己的感觉。

我接受我自己，我不再拿自己和别人比较。

我不再处处防卫，我不再封闭自己。

我不再那么脆弱容易受伤，我不再那么爱面子、顾形象，我不再那么在乎别人怎么看我。

我了解生命的过程都是在学习；我理解爸爸妈妈也是平凡的人，也有他们的盲点和缺点，也有他们的脆弱和无助。

让我理解他们的脆弱和恐惧，让我接纳他们的不够完美；我决心不让伤痛怨恨代代相传，我不再让我的子孙受苦。

我是完整美好而圆满的自性

分裂的不是我，批判的不是我

攻击的不是我，防卫的不是我

真正的我，是完整美好而圆满的自性

我是最特殊的人，我充满热情地生活着。

我接受生命中的所有过程，我感谢生命中的所有进展。

我彻底相信一切都是上天最好的安排，

生命中所有的进展都让我越来越好。

我接受每一部分的我自己，我无条件地爱我自己的每一部分。

我接受全部的我自己，我喜欢并且接受我自己就是这样的。

我已经让自我支配掌控了 XX 年

现在，我开始觉察到了，也愿意改变。

我要得到幸福。从现在开始，我将以理解和祝福取代批判和担心。

我以宽恕、理解和祝福，取代批判、掌控和担心。

我释放我对生命、对自己、对别人的操控，我释放我的担心和不信任，我释放我对一切的掌控。

我释放对自己的批判，同时我也释放对别人的期待、控制或攻击。

我释放阻碍我人际关系的所有局限。

我释放我对于沟通和表达的恐惧。

我释放因为无法表达真实的我自己而在身体上形成的压抑和紧绷。

我看到我的受害者意识，我放下我的受害者意识，我可以将它转为创造者意识；

我看到我的匮乏意识，我放下我的匮乏意识，我可以将它转为丰足意识。

我信任生命中所有的过程对我都必要，而且对我的灵性进展是有帮助的。我接受并感谢我生命中的所有过程。

拒绝依赖

胜人者有力，自胜者强。

——老子

唐朝百丈禅师倡导"一日不作，一日不食"的农禅生活。他每天除了领众修行外，必亲执劳役，勤苦工作，要求自己与其他僧众自食其力地生活，对于平常生活中的琐碎事务，尤不肯假手他人。

后来，百丈禅师渐渐老了，但他每日仍随众上山担柴、下田种地，因为农禅生活，就是自耕自食的生活。弟子们不忍心让年迈的师父做这种粗重的工作，因此恳请他不要随众劳作，但百丈禅师仍以坚决的口吻说："我无德于人，人生在世，如果不亲自劳动，那不成了废人吗？"

弟子们阻止不了禅师劳作的决心，只好将禅师所用的扁担、锄头等工具藏起来，不让他做工。

百丈禅师无奈，只好以不吃饭的绝食行为抗议，弟子们焦急地问道："师父，您为何不饮不食？"

百丈禅师说："既然没有工作哪能吃饭呢？"

弟子们没办法，只好将工具又还给他，让他随众劳作。

故事中的百丈禅师不仅为弟子树立了"拒绝依赖"的榜样，对我们现代人的生活也有指导意义。

据记载，佛祖留给弟子与信徒们的最后一句话是"自以为灯，自以为靠"。这句话堪称是点醒世人的经典名言，更可以作为去除人之惰性的一剂良药。在这句话的引导下，后世禅师们通过身体力行，不断把"自以为灯，自以为靠"

发扬光大。

"自以为灯"，就是要点燃自己的心灯，把自己照亮。尤其是处于人生的暗室时，更要学会用心灯照亮自己，不能因为外界的黑暗，而让自己的心智也堕落在无尽黑狱之中。"自以为靠"，用寻常百姓的话来讲就是"靠山山倒，靠人人倒，靠自己最好"。人间没有超人，人更不是神，人人都有需要旁人援之以手的时候。必需的求助是必要的，但当自我感到软弱无助时，最好不要总想着去靠别人，而是努力地学会坚强地站立，自己靠自己。人必须为自己的生命负责，这是人之为人最基本的责任，否则就会有如下面这段故事所示。

有一个人死后，神识来到一个地方，当他进门的时候，司阍对他说："你喜欢吃吗？这里有的是东西任你吃。你喜欢睡吗？这里睡多久也没有人打扰。你喜欢玩吗？这里有各种娱乐由你选择。你讨厌工作吗？这里保证没有事可做，更没有人管你。"于是此人高高兴兴地留下来。吃完就睡，睡够就玩，边玩边吃，三个月下来，他渐渐觉得有点不是滋味，于是跑去见司阍，并请求道："这种日子过久了，并不见得好，因玩的太多，我已提不起什么兴趣；吃得太饱，我不断发胖；睡得太久，头脑变得迟钝；您能不能给我一份工作？"司阍："对不起！这里没有工作。"

又过了三个月，这人实在忍不住了，又向司阍道："这种日子我实在受不了了，如果你再不给我工作，我宁愿下地狱！"司阍说："你以为这里是天堂吗？这里本来就是地狱啊！它使你没有理想，没有创造，没有前途，渐渐腐化，这种心灵的煎熬，要比上刀山下油锅的皮肉之苦更来得叫人受不了啊！"

在现实社会中，许多男男女女，多数都是懒惰的，或多或少想着依赖别人。"在家靠父母，出门靠朋友"，常常是他们不肯担当的好借口。人人都想尽可能地逃避责任，都巴不得所有的事情都由别人来完成，而自己却可以坐享其成。物质女孩们寄希望于嫁个有钱人，找到一张稳当的长期有效饭票；心怀叵测的男人们则指望能娶上一位富家千金，这样可以少奋斗若干年。就连生孩子都抱着功利心，"孩子是家庭的纽带"、"养儿防老"至今仍是不少夫妇的生育主因。

因为有了依赖心，人便容易迷失自我，失去对自己的准确定位，更失去了对自我进行超越的可能。比较极端的例子是"啃老族"、"富二代"、"官二代"、"碰瓷者"之类。这种状态有如塞缪尔·贝克特在《梦见形形色色的女人》里描述的主人公贝拉奎亚的状态：

> 他陷入了一种懒散的境地，甚至不知自己是谁……城市、森林与生物都丧失了个性，变成了影子，懒洋洋地一动不动……他的存在既无中心，亦无边际，就是混沌一片、完全原始的懒散的沼泽地。

除物质依赖之外，精神上的依赖更是普遍。社会的从众现象即是如此。他们不知道自己为什么活着，不知道自己想要的是什么，而是更愿意有人代替自己思考，不想过多耗费自己的脑细胞。因为思索是件辛苦的事，所以才会有当一名"痛苦的哲学家"还是做"一头快乐的猪"的两难选择。这实际上是一种带有普遍性的大众之懒。然而，拒绝思考的结果很可能就是"谎言重复千遍便成真理"，更有可能酿成巨大的灾难。电影《布莱恩的一生》里那些追随布莱恩的愚民也是如此：

> 布莱恩是一个单亲妈妈的私生子，一个不比别人过得好也不比别人过得糟的普通的穷人。但他周围的那群愚民把他误认为是弥赛亚（救世主），从而追随他；把他说的话当成圣言，把他的常识当成圣迹，把他随身携带的物品当成圣物。他沉默，大家认为他携带着上帝的秘密讯息；把他否认自己是弥赛亚当成是真正弥赛亚的证明。

下面举两例作者遇到的患有"依赖症"的来访者。

案例一：小吴今年28岁，有一份体面的工作，与心爱的丈夫新婚不久。可是最近，她却遇到了解决不了的问题。按理说，新婚以后和丈夫一同居住是理所当然的事情，可是小吴觉得这样并不能适应，因为她从小与父母同住，直到成年了，还常常和母亲同睡一张床。新婚后乔迁新居，换了床又没有母亲陪伴，小吴开始频繁地失眠，而丈夫因为工作的关系，不能经常在家陪伴，小吴渐渐地连工作也做不好了，只好寻求专业的心理医生来帮助解决。据小吴的母亲说，小吴的人生经历可谓顺风顺水。从小上好的学校，成绩良好，毕业后在父母的帮助下找了份稳定的工作，经人介绍认识了现在的丈夫并且结婚。但仔细询问，我们就会发现，小吴的经历中无时无刻不在依赖父母，缺了父母，都无法正常生活，而在这个家庭当中，居然没有人意识到这个问题，时至今日，小吴被医生诊断为"依赖型人格障碍"。

案例二：老赵，男，64岁，有三个哥哥（其中一位已去世），父母双亡（父亲去世较早，享年40余岁）。自幼被家族中的人看重，结婚后的小家主要由妻子负责。

他和妻子育有一儿一女，女儿在娘家办厂（相对经济条件较好），平素老赵的妻子会在厂里打理，其基本无事可做，女儿每月都会给他们相等的赡养费，但他经常在外说是儿子赡养自己，且时不时和女儿闹不愉快，让女儿把工厂搬走，且多次以死威胁。

近来儿子欠债，在银行进行贷款还债，于是老赵又开始担心自己存折里的钱会不会被儿子弄走；另外，女儿的工厂需要扩建，选好了地方准备搬迁，他害怕没人赡养他，于是在女儿的新厂房服药自杀。

在心理卫生科医生会诊过程中，老赵不停地哭诉："儿子不养我，女儿不养我……儿子让我死，女儿让我死，老伴也让我死……他们都说我光吃不做……你们不要救我，回家后我还是要死的……"

忙碌是一种浪费生命的方式

中国人停下来，等一等灵魂！

——白岩松

有个和尚问："拨尘见佛时如何？"

梁山禅师答："你莫要眼花。"

又问："师父您何时成佛？"

梁山禅师答："你不要逼良为贱。"

又问："您为什么不肯承当？"

梁山禅师答："好事不如无。"

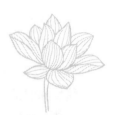

梁山禅师的意思是：别瞎忙了，忙碌是一种浪费生命的方式。临济义玄也有类似的语录：

佛法没有你可以用功的地方，有功可用的话就离开佛法越远。佛法只不过是平常无事，凡人却无事找事。

穿衣吃饭，大便小便，想睡就睡，这就是佛法啊！

愚蠢的人会嘲笑我，有智慧的人才能知道我啊！

我们现代人不是"穿衣吃饭，大便小便，想睡就睡"，而是处于非常忙碌的状态。这种状态有如赫尔曼·海塞所描述：

我们放弃曾经拥有、匮乏不足的空闲时间，现代生活不断加速，经年累月。我们不快乐！与工作压力相比，我们欣赏自己的方式令人恼火，伤透脑筋。

"尽可能多，尽可能快"是我们这个时代的座右铭。看一下我们周围就能发现，事情的确如此。大家见面的问候语常常是："忙吗？"忙碌似乎成了价值和能力的代表，而空闲似乎成了无能的表现。例如，有些医生一天能看 100 个以上的门诊病人，而且经常如此；有些医生不仅工作日天天加班，周末依然不休息。此外，我们的大众和媒体似乎也在鼓励这种行为，许多人因此被评为"道德模范"、"劳动模范"、"先进个人"，等等。更糟糕的是，没有人觉得这是可怕的、危险的行为，是对自己和病人的生命不负责任的行为。

有生命科学知识的人都知道，我们并不是超人，注意力的集中时间是有限的。连续长时间的忙碌势必会影响当事人的身心健康，进一步说，被身心健康没有保障的人照顾的病人，他们的健康能得到有效的保障吗？或许，这种忙碌状态是现在医患矛盾激烈的部分原因。

通过对忙碌的人进行粗略的分类可发现，有少部分人是真忙，更多的人是瞎忙和假忙。真忙的人清楚生命的实相，他们敬畏生命，知道自己为何而忙。佛陀、甘地、特雷莎修女等都属于此列。他们具有正念和慈悲心，心系人类的生命和苦难。这些人由于把事业和生命融为一体了，对他们自己来说，是体验不到忙的。也就是说，对他们而言，不存在"忙"这一说法。

瞎忙的人，是体力、身体在忙，灵魂是死的，他们缺乏自我意识，没有独立人格，比较"听话"。如果你跟他们谈心灵品质、生命品质、人类权利，他们会认为你的精神有问题。"就你话多"往往是这类人的口头禅。从身心灵的角度说，这类人的灵性没有得到开发，是麻木的、可怜的，与奴隶相仿，容易被人当工具使用。那些被道德绑架者往往属于此列。

假忙的人，有些人是为了逃避困难问题（借忙之名不去面对），有些人为了表现自己的价值（我是名人，看我有多忙）。这些人是可悲的，他们累并痛苦着（这种痛苦许多时候处于隐藏或被压抑的状态，不容易被一般人所识别）。许多活在名和利中的人属于此列。

从心理学角度看，瞎忙的人和假忙的人至少存在以下方面的心理原因：一是不懂得取舍，没有明确的职业规划，身兼数职，被各种事务缠身，在工作和家庭中扮演着多重角色。但是，他们又很难将这些关系平衡，最终导致什么事都做的不专、做的不精，工作生活一团糟。二是虚荣心作怪，这是现在盛行的文化观念，认为忙才是有所作为，闲着就是没本事，甚至有人虚荣地"装忙"寻求心理安慰，或努力在领导面前表现出忙碌状态，认为这样会给领导留下勤奋或能干的好印象。三是完美主义作祟，这也是导致做事效率低、习惯拖延的重要原因。有些人事无巨细要求做到完美，不停地挑选、反复地修改，最终偏离了最重要的目标。

　　如果从存在主义心理治疗的角度看，瞎忙之人是没有意识到死亡、孤独、无意义、自由与限制等存在性困境，而假忙之人则是借着忙碌来逃避这些困境。风口胡杨曾在《忙碌的托词》中精辟地说道：

　　　　住在山旁
　　　　却几乎不去登山
　　　　每天周而复始
　　　　同样的轨迹同样的路
　　　　到底在忙什么
　　　　多久没去感受自然了
　　　　向往躺在草地上
　　　　仰望蓝天
　　　　嘴里叼根草
　　　　轻轻地可以闻到泥土味儿
　　　　静静地可以听到草叶有规律的抖动
　　　　繁华的市镇
　　　　喧闹的人群
　　　　傻傻地奋斗着的人们
　　　　到底都为谁而存在
　　　　自己的位子
　　　　是不是随时可以被别人取代

同样的动作

是不是别人也可以重复地做下去

有时候

当一个人静下来思考的时候

可能会很恐惧

可是又有多久没停下过

一路狂奔

却忘了看看

是否应当在这条路上

梦想还在么

还清晰么

还有那么强烈的欲望么

盘算未知的明天

忙碌着，忙碌着

忙到最后

却忘了为什么忙碌

俗语说，"心忙则亡"。只懂得忙、不善于闲的人，其实是非常可怜和可悲的。想想那些习惯性忙碌的人，他们由于不能跟自己的"心"独处，不能平和地面对真实的自己，才会很害怕停下来。而且，他们也不习惯独处或没什么事可做的时候。所以，他们会不停地看手机、聊天，总要找点事情做。

佛陀说："人生本苦"。如果一个人不再急于通过外物表现存在，而能静心触摸自己；不再急于通过外物证明价值，而能用心做好自己。那么，他就不会用忙碌为自己找借口。相应地，他的苦与累也会减少很多。

下面再用一则禅学故事强调一下"忙碌是一种浪费生命的方式"：

有一个僧人向禅师请教如何开悟。

他说："我每日早起早睡，勤打坐勤念经，心无杂念，为什么还是无法开悟？"

禅师交给僧人一个葫芦、一块盐，叫他将葫芦装满水，再把盐倒进去。

"盐一溶化，你就会开悟了。"

僧人照禅师所说的去做，过了一会儿，他向禅师抱怨："我把盐块装进葫芦，可它化不了，葫芦口太小，拿一双筷子伸进去，却搅不动。看来我没办法开悟。"

禅师拿过葫芦，倒掉一些水，然后摇晃几下，盐一下子就化掉了。

僧人露出困惑的表情。

禅师说："从早到晚不停用功，不留一点间隙，即使心无杂念，可是连平常心也没了，就像装满水的葫芦，摇不动又搅不动，如何化盐，又如何开悟？"

学僧仍旧不解："不用功也可以开悟吗？"

禅师耐心道："修行如弹琴，弦太紧就容易崩断，弦太松又发不出声音。保持平常心，不忘给自己留一点空隙，才能悟道。"

学僧终于有所领悟。

没有什么是无用的

一个人应学会更多地发现和观察自己心灵深处那一闪即过的火花，而不只是限于仰观诗人、圣者领空里的光芒。可惜的是，人总不留意自己的思想，不知不觉就把它抛弃了，仅仅因为那是属于他自己的。

——爱默生

达摩祖师初到中土弘法，暂居庐山东林寺，大师此来只身一人，并未带随从，亦未带经书，且是赤脚踏地破衣着身打扮。本着外来和尚会念经的说法，东林寺一众僧人希望大师能够讲经说法，但达摩祖师只在讲经台上静坐片刻，只字未讲而离去，台下一众僧人不知其意，以为大师不懂礼数，对此，监寺和尚善蒙颇有微词。

一日大师于菩提树下静坐参禅，善蒙等一众和尚经过，看到大师在此，善蒙便对众和尚说道："在污泥之中长出清洁的莲花，你们只可采妙莲之洁净，绝不可取污泥之浑浊。"另一瘦和尚附和道："想不到大师兄随口就能悟道，生于污泥之莲花也可取，舍其繁絮，取其精髓，妙哉！妙哉！"这时只闻达摩祖师言道："不变随缘，随缘不变，污泥能生莲，也是好污泥。"瘦和尚听后疑问道："污泥也有可取之处？"善蒙便问道："照大师所言，那凡事岂不没有定论，坏的东西也有可取之处，这是什么道理啊？"大师回答说："没好没坏，因人而异。"听闻于此，一新来小和尚说道："好像有点道理。"小和尚说完，善蒙转身便对其嗔恨道："你懂什么？"说着就要举拳打来，此时，达摩祖师对善蒙道："你现在是手握成拳，还是拳握成手呢？"听闻于此，众人皆呆立！这时另一胖和尚说道："这道理就等于是先有鸡，还是先有蛋呀？"于是众和尚开始讨论先有鸡还是先有蛋的问题，有人说先有鸡，有人说先有蛋。大师说道："没有先后，两者都对，要视乎造化而定。"听此，道副和尚说道："我明白了，大师之言，一切随缘，不要执着，普通人随缘即变，得道者随缘不变。"达摩祖师点了点头。善蒙又说道："说来说去，模棱两可，我不明白。"大师便对其说道："你最好先去找一个能使你明白的人。"善蒙言道："说了半天，我看那人就是你。"大师起身回答道："不是我，而是你自己。"

达摩祖师的意思是：没有什么是无用的。

事实的确如此，这个世上没有绝对有用的东西，也没有绝对无用的东西；没有绝对好的东西，也没有绝对坏的东西；没有绝对善的东西，也没有绝对恶的东西。智慧用在正确的地方就叫做聪明，用在错误的地方就叫做狡诈；一把手枪在歹徒手中是凶器，在警察手中则是保护人民的利器。因此，凡事不可强求执着，我们不可轻易地根据外界因素的影响而改变自己的立场。

西方曾有一个浪漫而有意义的传说：每一个孩子最初都是来自天堂的天使。每当一个孩子产生了一种坚定而强烈的意愿，要去世界上做点什么的时候，他就会祈求上帝允许他降生，好把这个信念在人间实施，当上帝应允的时候，一个新的生命就诞生了。但是过得时间长了，当这个孩子已经长大成人，却常常忘了自己最初的使命。这种状态有如电影《潘神的迷宫》中潘神对小女孩奥菲利亚所说："你的灵魂会永远和人类在一起，和他们一起衰老，一起死亡，你的记忆会随时间消退，然后忘记我们。"

在功利主义的影响下，我们的周围充斥着"这个有用"、"那个没用"的论调。例如，作者一位朋友的孩子是个13岁的姑娘，系独生女儿。她经常在网络上发表反对"生二胎"的言论，并且有理有据地与别人在贴吧上辩论。他的父亲许多时候在支持她，帮她出点子，但她的母亲极力反对，她的口头禅是："这有什么用啊？反正我们家又不生二胎了"、"有这份闲心，还不如去做会儿作业呢！"。该朋友还感叹，他夫人对他也是如此，针对他不玩手机和微信，不学开车，经常看书，还省吃俭用的习惯，已经问了他数次："你读书为了什么啊？""赚钱为了什么啊？"。该朋友说他每每听到如此的话都非常惊愕，就用培根《论读书》中"读书可以作为消遣，可以作为装饰，也可以增长才干"去回答。他夫人听了以后就回复："真是书呆子！"

类似的事例在我们的身边举不胜举。难怪爱默生感叹地说道：

> 在天才的著作里，我们认出了那些自己业已放弃的思想，它们显得疏异而庄严。于是，它们为我们拱手接纳——即便伟大的文学作品也没有比这更深刻的教训了。这些失而复得的思想警谕我们：在大众之声与我们相悖时，我们也应遵从自己确认的真理，乐于不作妥协。蕴藏于人身上的潜力是无尽的，他能胜任什么事情，别人无法知晓，若不动手尝试，他对自己的这种能力就一直蒙昧不察。

有位著名的主持人也说：

> 从小，我就眼睁睁地看着爸妈做很多"一点用也没有"的事情。从来没有半个人会问："这有什么用？""漂不漂亮？""喜不喜欢？""好不好吃？"……长大以后越来越常被别人问："这有什么用？"这才忽然领悟，很多人是随着这个问题一起长大的。一直到反复确认了"人生最重要的东西，其实不是拿来用的"。爱情、光荣、正义、尊严、文明，这些一再在灰暗时刻拯救我、安慰我的力量，对很多人来讲"没有用"，我却坚持相信这才是人生的珍宝，才经得起反复追求。

是啊，当美国游泳名将菲尔普斯迫不及待地站上冠军的领奖台，享受全世界关注的目光的时候，有多少人还记得，他练习游泳，只是因为小时候患有注意缺陷多动障碍。虽然菲尔普斯很快就表现出惊人的游泳天赋，但当时他的父亲并没有期望他能有今天的成就，只希望游泳能帮助治疗儿子的多动症。电影《阿甘正传》里阿甘的情况也是如此，他开始跑步时只是为了逃避他人的欺负。

在心理卫生科临床，我们经常会听到来访者关于"有用"、"没用"的议论。在医生让他练习"渐进性放松"、"正念呼吸"、"躯体扫描"、"旁观念头"等"禅疗"项目时，许多人都会说："医生，你治疗我的症状就行了，练习这些有什么用啊！"当医生告诉焦虑症、强迫症、失眠症等来访者不必服药，建议其进行心理治疗时，他往往会说："这样讲讲有什么用呢！"对这类来访者，我们往往需要花比较长的时间给他解释这些治疗方法的用处。

庄子曾经详细地论述了"无用才是大用"的问题。例如，他在《人间世》中说道：

> 山上的树木自己招来砍伐，油脂油膏自己被取去煎熬。桂树因为可以食用，因而遭到砍伐，树漆也因为可以用，所以遭受刀斧割裂。世人都知道有用的用处，却不懂得无用的用处。

在《外物》篇中，针对惠施"你的言论没有用处"，庄子回答说：

> 懂得无用能够跟他谈论有用。大地不能不说是既广且大了，人所用的只是双脚能踩踏的一小块罢了。既然如此，那么只留下双脚踩踏的一小块，其余全都挖掉，一直挖到黄泉，大地对人来说还有用吗？

总之，世界上没有什么是无用的。下面再借一则禅学故事来强调一下这一观点：

> 一只鹿在河边喝水，突然看到自己的一对长角，觉得十分漂亮，它便洋洋得意起来，自我陶醉地说："我的长角是多么漂亮啊！"但随后它发现了自己四条腿长得并不美，太细太纤长，不由得又自卑起来。
>
> 小鹿正在顾影自怜的时候，一只老虎突然从树林中窜出来，猛地扑向鹿。鹿撒腿就跑，虎追了很长一段路，也无法追上鹿。
>
> 就在老虎准备放弃的时候，鹿长长的角突然被森林中的荆棘挂住了，一时无法挣脱开来。
>
> 老虎见状，马上赶上来一口咬断了鹿脖子。鹿在垂死之际，不禁喟然长叹："原来害死我的竟然是我最得意的角！"
>
> 鹿自以为是优点的角没有带给它好运，而那自认为丑陋的腿可以救它的命。世界上没有绝对的标准，很多的时候，往往"没有用"的东西才是一个人最大的用处。

莫闲置心灵

有什么比无聊更能让人感觉到生存的烦扰？

——乔恩·海勒斯尼斯

一位著名的禅师即将不久于人世，弟子们坐在他的周围，等待着师父告诉他们人生和宇宙的奥秘。

禅师一直默默无语，闭着眼睛。突然他向弟子问道："怎么才能除掉野草？"弟子们目瞪口呆，没想到禅师会问这么简单的问题。

一个弟子说："用铲子把杂草全部铲掉！"禅师听完微笑地点头。

另一个弟子说："可以用一把火将草烧掉！"禅师依然微笑。

第三个弟子说："把石灰撒在草上就除掉杂草！"禅师脸上还是那样的微笑。

第四个弟子说："他们的方法都不行，那样不能除根的，斩草就要除根，必须把草根挖出来。"

弟子们讲完后，禅师说："你们讲得都很好，那从明天起，你们把这块草地分成几块，按照自己的方法除去地上的杂草，明年的这个时候我们再到这个地方相聚！"

第二年的这个时候，弟子们早早就来到这里，他们用尽了各种各样的办法都不能铲除杂草，早就已经放弃了这项任务，如今只是为了看看禅师用的是什么方法。

禅师的那块地已经不见了，取而代之的是金灿灿的庄稼。弟子们顿时领悟到：只有在杂草地里种上庄稼，才是除去杂草的最好方法。

他们围着庄稼地坐下。庄稼已经成熟了，可是禅师却已经仙逝了。这是禅师为他们上的最后一堂课，弟子们无不流下了感激的泪水。

是的，要想除掉旷野里的杂草，只有一种方法，那就是种上庄稼。同样，要想心灵不荒芜，唯一的方法就是充实自己的灵魂。

曾有许多心理卫生科的来访者，前来咨询时都抱怨自己过得痛苦、烦恼。通过深层次接触可发现，这些痛苦背后的问题是"无聊"。例如，许多老年人在刚刚退休的时候，短期里会感到不适应，在心理学上，我们称之为"适应障碍"，尤其是那些平日里忙惯了的人们，更会有种强烈的失落感，觉得无所事事，不知如何是好。在这种情况下，医生们的建议通常是，只要身体条件许可，继续保持一种工作状态，可以从事自己喜欢或擅长的业余爱好，将工作的良好习惯与心态继续维持下去。

有心理卫生科临床经验的人都会同意，许多失眠症的发病均与深层的无聊——存在性空虚有关。因为，从存在主义心理治疗的角度说，在黑暗中，个体失去了自我，完全陷入无边的空虚之中。人们尝试入睡，或许还采取了一些看来有效的措施，但无法真正睡着，最终进入一种半睡半醒的状态。费尔南多·佩索阿在《惶然录》中是如此描述无聊与失眠的相似性：

> 有些感触就像睡眠，如同迷雾般萦绕在脑海，使我们无法思考、无法行动，甚至无法简单明了地活着。仿佛我们没有睡着，一些从未梦过的梦境盘旋在心头，直到新的一天的太阳温暖了麻木的知觉。我们沉醉于这种不是任何人的状态，意志就如同一个被路人随意踢翻的桶，里面的水洒得满院子都是。

与此类似，疑病症、焦虑症、强迫症、神经衰弱等神经症的发病也与存在性空虚有关。

然而，这种"无聊"具有隐秘性。除具有心理分析、存在主义治疗等心理治疗经验的人之外，许多医生对此都没有认识。他们对于焦虑就用抗焦虑药，对于失眠就用催眠药，对于抑郁就用抗抑郁药，但就是不会去探索症状背后的"无聊"问题。乔治·贝尔纳诺斯笔下的乡村牧师给我们很好地描述了无聊隐秘的摧毁性力量：

> ……因此，我对自己说，人们已经被无聊吞噬了。当然，可能需要思考一会儿才能认识到这个现实，人们并不能立刻把它看清。无聊仿佛是某种微尘，来来往往的人群虽然看不见它，却吸入了它、吃下了它、喝下了它，它是如此细小，甚至不必用牙齿咬碎。但如果停止行走，它就会像毯子一样覆盖在脸上和手上，人们必须不断地将它抖落，这就是为何他们会永远不得消停。

克尔凯郭尔说："无聊是万恶之源。"这话或许存在夸大的成分。但是，无聊的确会引起许多罪恶的产生。例如，许多犯罪、战争都曾因为无聊而起。在心理卫生科的来访者中，许多沉迷于游戏、赌博、酒精、毒品等非物质或物质的成瘾者，他们的深层次原因也与无聊有关。甚至可以说，无聊已经与吸毒、酗酒、抽烟、滥交、掠夺、绝望、侵略、仇恨、暴力、自杀、冒险等行为联系在了一起。

进一步分析可以发现，无聊与意义的缺乏、各种欲望是紧密联系在一起的。当丧失了生活的意义时，人们就会感到空虚，随之就会涌向各种"社会安慰剂"。例如，当人们觉得自己的生活毫无意义，而完全沉迷于他人的生活模式时，就会导致偶像崇拜。我们每天热衷于媒体上的奇谈怪论，不正是感觉无聊的结果吗？我们害怕独处，迫切追求多样性，不就是对周围的空虚感到恐惧吗？海德格尔曾经强调，"今天的倾向就是关注有趣的事物，但转瞬人们就会觉得无谓与无聊"。

怎么办呢？存在主义心理治疗的经验告诉我们，一方面，我们需要接纳无聊。罗素曾提出："不能忍受无聊的一代人，将是平庸的一代人。"作者非常赞同这句话，一个人如果没有忍耐一定程度无聊的能力，那他将会处于逃避主义的状态——生活在谎言和忙碌中，永远在跳舞。约瑟夫·布罗茨曾提供了一个摆脱无聊的方法："当无聊来临，将自己完全投入无聊，让无聊压榨你，淹没你，直到最深处。"这个方法简直就是禅师所提出的"到火炉里避暑"的另一种说法。

从治疗学的角度看，这的确是一个好方法。因为无聊蕴含着潜力，在无聊的状态下，会产生空虚，而空虚意味着善于接纳。对此，布罗茨是这么说的：

> 无聊是时间对你的世界体系发动的进攻。无聊将你的生活置于远景之中，最终结果就是洞见与谦卑。前者促进了后者的产生，二者相辅相成。你对自身了解越多，对你的同伴就会越谦恭、越有同情心。相应地，对在阳光下飞舞或落于桌上静止不动的灰尘，都会抱有同样的心情。

的确，世界上许多伟大的科学家都是在无聊的状态下激发出了创造的灵感。我们在心理治疗时常用的"正念"、"内观"、"禅疗"、"森田疗法"，在某种程度上可以说是对无聊的运用。

另一方面，想要摆脱无聊，你就需要给自己的生命赋予意义，并且这种意义是存在主义或形而上的意义。它不等同于各种高科技信息、工作上的忙碌，更不是各种娱乐及消费，而是类似于"道德愉悦"、"慈悲"之类的感觉。正如扎普夫在《论悲剧因素》里所描述的：

> 如果说一项行为或一个生活片段有意义，也就是说它使我们有一种非常独特的感觉，这种感觉很难用思想来表达，应该是类似于一个非常善意的行为——当善意实现了，行为也就是正义的、被认可的，于是，主体得到了平静。

越南比丘尼真空法师正是这么实践的，她说：

> 我不知道自己何时能帮人，所以，我决定做一些微不足道的工作。我独自访问贫民窟，全心全意地帮助那些孩子。慢慢地，我感动了我周围很多人。

下面借电影《飞越来生缘》来强调一下"莫闲置心灵"的重要性：

> 克里斯与安妮以及两个孩子原本过着幸福的生活，但是造化弄人，一

场车祸将孩子们与克里斯夫妇分离。虽然克里斯的安慰让安妮稍感慰藉，但是 4 年后噩运再一次降临到这个家庭中，克里斯在回家的路上意外身亡，但他始终对与安妮幸福甜蜜的过往念念不忘。这些对生前点点滴滴的依恋和回忆，把克里斯带到了一个虚构的世界，一个专属于他的天堂。一开始眼前震慑人心的景象的确令克里斯心醉神迷、目不暇接，然而惊艳随即消逝，因为克里斯的天堂使者艾伯特亲口证实："克里斯，你不是隐形，你是死了，永远地离开人世了。"

值得欣慰的是，克里斯发现他专属的天堂就位于安妮的油画中。在这个彩绘而成的天地间，克里斯欣喜若狂，因为眼前雄伟壮阔的景象充满了他和爱妻安妮共有的回忆、编织的梦想。然而没有安妮为伴，克里斯总觉得天堂里还少了什么似的。另一方面，丧子丧偶的安妮独活在人世，此刻也怅然若失，以往在她画作中随处可见的巧思和创意，都随着克里斯的亡故，离安妮而去。安妮无法摆脱这噩梦般的孤独生活，最终选择了死亡。

在得知爱妻永远不得进入自己的天堂之后，克里斯立誓就算上穷碧落下黄泉也要找到安妮的踪影。于是，为爱不顾一切的克里斯，在地狱使者的引导下，就此展开一段奇幻的旅程，历经万象，解救在地狱中饱受磨难、永世不得超生的安妮。

培养爱的能力

如果我用人和天使的语言说话，却心中无爱，那我只是发出回声的响锣或叮当作响的钹。

——科林斯蒂安

一位武士手里握着一条鱼来到一休禅师的房间。

他说道："我们打个赌，禅师说我手中的这条鱼是死是活？"

一休知道如果他说是死的，武士肯定会松开手；而如果他说是活的，那武士一定会暗中使劲把鱼捏死。

于是，一休说："是死的。"

武士马上把手松开，笑道："哈哈，禅师你输了，你看这鱼是活的。"

一休淡淡一笑，说道："是的，我输了。"

一休输了，但是他却赢得了一条实实在在的鱼。

故事中一休禅师的行为在禅学中称为"慈悲"，用我们现在时髦的话说是"爱"。

所谓慈悲，就是在一个人/生物脆弱时与他相遇。约翰逊·德兰特告诫我们："缺乏慈悲，会蒙蔽我们的双眼，填塞我们的双耳，让我们以一副铁石心肠对待苦难；为了拥有慈悲，我们必须注视、聆听和感受我们自己置身其中的世界中所有的苦难。"

可是，我们现代人像患了"慈心缺乏症"似的。他们整天疯狂地追逐奢华和时尚；在人际交往中，他们把灵魂卖给魔鬼，在抛弃真诚、开放、尊敬、信任的同时，内心充满操纵、专横和不切实际的期待。例如，有人拿着慈善基金为自己买豪车；有人把无偿所献的血丢弃了；有人把"以病人为中心"解释成当天完成检查，却不问这些检查项目是否必须……在夫妻关系中，他们眼中容不得沙子，有些甚至会利用对方的信任而做坏事。我们的俗语"满嘴仁义道德，一肚子男盗女娼"说的就是这一现象。

为什么会出现这样的现象呢？与他们缺乏爱的能力密切相关。正如下面这则故事中的年轻女子：

一日，佛陀正在与众弟子讲法，一个年轻女人掩面而来，跪倒在佛陀面前，痛哭流涕。佛陀连忙将这位伤心女子扶起。待到这名女施主不哭的时候，佛陀为她奉上一杯清茶，然后才开口询问女施主何以伤心至此。

"已经不是伤心，只是摆脱不掉。"女子心情渐渐平复，哀愁地答道。

"如何摆脱不掉？"佛陀耐心询问道。

"当我看见我身边的女人能够与爱人相濡以沫，那相视一笑的脉脉深情，那牵手同行的浪漫至情，我心里便羡慕得不得了。我也有爱人，可是一抬眼，总是不如意，总是怀疑这就是我将共度一生的人吗？他有着种种缺点与不足。他不如好友的爱人那般饱读诗书，不如对面绣衣店老板的爱人那般勤劳，也不像今天我在桥上偶遇的一个男子那般潇洒。心中这般抱怨，激愤难平，便越发地瞧不上我的爱人。有时更是生出种种抢夺别人爱人的想法，但是又害怕遭人耻笑。到现在，每天惶惶不可终日。请佛陀度我！"那女子一口气便将这些时日积攒的委屈与不解发泄出来，希望佛陀为自己指点迷津。

佛陀看了看两腮仍挂着泪珠的女施主，知她心中有无尽的困惑。佛陀带着女施主走到寺院中的一片荷花池旁。

佛陀指向湖面的一枝荷花，向女施主问道："施主看池中那荷花是否快乐？"

女施主看那荷花长在一片绿油油的荷叶旁，沉吟道："它是快乐的吧！荷花有荷叶相伴，自然开得美丽。"

佛陀摇摇头，说："不然，老衲认为这株荷花是不快乐的。荷花周围虽然有着许多荷叶，可是没有一个是它喜爱的，它喜欢的是对面那株荷花旁的荷叶。请施主再看看对面那株荷花旁的荷叶与这株的荷叶有什么不同？"

女子走近，看看这株，又看看那株，摇了摇头，说："弟子愚昧，并没有看出不同。"

佛陀说："那我把这株荷花旁的荷叶移到那株荷花边上去，成全了那株不快乐的荷花，可否？"

"不好，这株荷花与这片荷叶彼此间已是不可分割，换成其他荷叶，它们彼此都会不熟悉，日后恐怕也是活不下去的。"女子反驳道。

佛陀说："看来女施主已经很明白了。"

女子大悟，欣然拜别佛陀而去。

该女子由于缺乏爱的能力，所以只看到对方的不足之处。

可以说，没有爱，我们就无法在这个世界上活下去。正如存在主义心理学家弗兰克尔在奥斯维辛集中营里，尽管他不知道妻子是否依然活着，但他不断地想着他怀孕的妻子。他说，"正是这种牵挂使他有了活下去的勇气"。

在心理卫生科临床可以发现，许多人整天把"爱"字挂在嘴边，但根本不明白什么是爱。因为他们把私欲和爱、把紧抓不放与爱搞混了。例如，当医生问一位为失恋/离婚而痛苦的来访者："你为什么不愿分手/离婚呢？"来访者会不假思索地回答："因为我爱他。"显然，这是对"爱"的错误认知。电影《公民凯恩》即表达了这种状态：

　　凯恩拥有无比的权势和财富，精神却无比孤寂，经济和政治上的追求毁灭了他感情上的追求，他渴望爱，也付出了努力，但由于把爱看成了一种占有，最后也就无法获得真正的爱……

无论从心理学角度，还是从禅学角度说，爱的先决条件是把自己和对方都当成独立的个体，给别人选择的机会。如果一定要求自己对他人的爱得到回报，那么爱就变成了暴力和压迫。例如，青少年与父母之间的冲突之一，就是青少年想要自主的愿望与父母要求用依从和服从（懂事、听话）表示爱和关心之间存在张力。遗憾的是，在冲突的过程中，我们没有给青少年谢绝父母关心和帮助的选择机会。如果青少年感到自己无法谢绝父母提供的关心，父母的爱就会变成窒息。因此，父母强迫子女喝营养汤、穿保暖衣、报业余兴趣班，子女就会通过各种途径反抗。同样，在爱情方面的情况也是如此。

在承认双方是独立个体的基础上，爱还包含着"关注"和"关心"、"付出"与"奉献"、"欣赏"、"需要"与"被需要"、"理解"、"尊重"、"信任"、"包容"、"承诺"等元素。不然，不管你如何解释自己的行为，都是无法称为"爱"的。如果强行为之，就是"缺乏爱的能力"的表现。电影《香水：杀手的故事》的主人公正是如此：

> 主人公是一个出生在鱼市场的孩子，一个生下来差点被母亲杀死的孩子，一个在嗅觉方面天赋异禀的孩子，一个只懂得气味却不懂得感情的孩子。他发现所有的东西都有气味，唯独自己却没有气味。这种仿佛不在世上存在的感觉让他拼命想做点什么，好证明自己在世界上存在过。于是他选择了香水。

> 他不懂得爱是什么，青春、善良、身体像红苹果一样鲜艳娇嫩的女孩子，他只能理解气息的存在。为了把这种气息保存下来，他把女孩子杀死，然后萃取体香。为了制造世上最伟大的香水，他杀了十三个女孩子。

> 最伟大的香水终于制成了，他也被逮捕了。在刑场上他撒上这种香水，奇迹出现，人们视他为天使。然而，他发现所有的人爱的并不是他，而是香水。他看到人们在香水的迷惑下相互亲吻、拥抱、做爱。然而他始终不懂得什么是爱，也没有尝试过真正被爱的感觉。

> 绝望之下，他回到当初出生的鱼市场，在那个污秽肮脏的地方把香水倒遍全身，浓郁的香味使得他被疯狂的人们撕成碎片……

如何培养"爱的能力"呢？我们根据禅学中的"断我执"、"认识我"等理念，让来访者"内观"，即通过深刻反省自身，以及自我观察，来培养其"爱的能力"。我们发现，这种方法至少可以达到如下效果：

1. 自我发现

自我发现，又称自我洞察，是通过回顾和检讨自己历来在人际关系中的所作所为存在的问题并予以反省，从而比较自己对他人的冲撞和他人对自己的慈爱这两者之间的差异和原因，不断洞察自我的存在以及与他人的关系。这样，就有助于培养站在对方立场看问题的能力，挖掘出内心深处被遗忘的东西，通过亲人无私的爱来深化"内观"者，从而促使其对自己的人生进行重新评价和审视，最终获得客观看待自我的能力。

2．罪意识的体验和接纳

在以"耻感文化"为主导的中国，人们潜意识对"罪"的否定是非常彻底、非常完全的。俗语中"自古笑贫不笑娼，只要票子一张张"、"现金不要白不要，不怕人笑只怕抓"，就是这种状态的极端表现。通过"内观"，让来访者自己觉察到自我本位、放任、傲慢、体贴心的匮乏等"我执"行为所造成的罪恶感。这样就有助于祛除拒绝改变的心态，消除对别人的不满和恨意，放弃虚伪的面具，找回"真我"。

在具体训练时，可参照以下方法进行：

找一个不受打扰的地方，围绕以下三个主题：（1）你得到了什么？（2）你回报了什么？（3）你引起了什么麻烦和问题？检查你和与你有重要关系的人相处的情况。

首先要检查你与母亲或者父亲的相处，围绕这三个主题，从出生到上小学之前、小学一年级至三年级、小学三年级至六年级、初中阶段、高中阶段……将每个人的成长过程分为若干阶段，每个阶段最长不超过十年。对于青少年，则将时间段分得更细一些，可以一年甚至一个学期为一阶段。

就这样，从关系最亲密的人开始，依次向外扩展进行"内观"。

下面借电影《哈尔的移动城堡》来强调一下"什么是爱及其意义"：

荒野女巫对18岁的苏菲下了诅咒，把她变成了一个90岁的老太太，而苏菲还不能对任何人透露咒语内容。于是苏菲只能离家出走。途中她偶然遇见了神秘的稻草人芜菁，为了躲避大风，被引进了神秘的哈尔移动城堡。在那里，苏菲结识了驱使城堡移动的魔力来源——火焰恶魔卡西法、小男孩马鲁克、稻草人卡普以及男主人公哈尔。苏菲以清洁妇的名义住了下来，度过了一段平静美妙的日子。苏菲逐渐活出了自己，并不知不觉地被哈尔吸引。

城堡的主人、魔法师哈尔拥有神奇的力量，但他并没有像这个国家所有的魔法师一样接受国王的号令参加战争，而是用自己的力量捍卫和平。哈尔常常在黄昏后才精疲力竭地回到自己的城堡，并也因此越来越趋近恶魔状态。直到有一天，哈尔对苏菲说出了自己厌恶战争的心声，苏菲决定帮助哈尔。在去王宫的路上，苏菲遇到了荒野女巫。哈尔也因为放心不下苏菲来到了王宫，当莎莉曼使出魔法要杀死卡西法收回哈尔的魔法时，苏菲冲上来救了哈尔。

战争全面爆发之后，哈尔为了保护苏菲和大家，一人独自面对敌人。内心爱着哈尔的苏菲不忍让哈尔一人受难，决心与哈尔一同面对。于是，她驱使着移动城堡追寻哈尔的足迹。而此时的哈尔，已经渐渐失去了意识，变成了一只只会战斗保护苏菲的怪鸟。经过这一连串事故后，偶然间，苏菲通过戒指的指引发现了随意门并回到了哈尔的过去，她了解到，哈尔童年时在流星结束生命的地方遇到了流星卡西法，而后者不愿就这样死去，便与哈尔签订了契约，让火之恶魔卡西法的魔力为他所用，但是哈尔自己的心脏也将成为这个契约的交换品，将卡西法与哈尔的生命联系在一起。

最后，苏菲拯救了奄奄一息的哈尔，破除了哈尔与卡西法之间的约定并且帮助哈尔找回了自己的心脏。同时，苏菲身上的诅咒也被解除，而稻草人卡普在苏菲的亲吻下也摆脱了复杂的诅咒。

去"我执"

为了表示自己不是"二货",我们喜欢把那些不和自己一样"二"的人称为"有病"。

——曼弗雷德·吕茨

有一天,一位在大学里教授禅学的教授来请教南隐禅师,什么是禅。

南隐禅师以茶相待。他将水注入来宾的杯中。杯子满了,南隐禅师好像没有发觉,他继续往杯子里注水。

望着茶水溢出杯来,满桌都是,教授忙着用纸巾拭水,并对南隐禅师说:"杯子满了,茶水已经漫出来了,禅师不要再倒了。"

南隐禅师停下来。

"你就像这杯子,"禅师微笑着说:"你的头脑里装满了你对禅的看法和想法,却来问我。如果你想让我说什么是禅,你得先把自己的杯子空出来啊。"

上述故事说的是去"我执"方面的内容。佛陀教法45年,据说他本人曾说,所有的教诲都可以归结为一句话。若真的如此,即使刚开始时还无法理解,但这句话确实值得我们铭记:"一切都不要执取为'我'和'我的'。"

有精神/心理卫生科工作经验的人都会同意这句话的合理性,因为所有的心理痛苦/障碍均与"我"和"我的"有关。换句话说,所有的痛苦均与"我执"有关。例如,我们经常会说:"哦,那个人让我生气,因为他做了……"如果仔细研究的话,你会发现,事实上,并不是那个人做了什么让你生气,让你生气的是你内心的执着。如果你没有任何执着,那个人做任何事也不会激怒你。

如果你是个有洁癖的人，你无法容忍家里有任何不干净的地方，你的家每天都要打扫数遍以确保你感觉良好，你开门倒垃圾的时候却发现你的邻居把你们两家之间的过道弄得一团糟。你因此而怒火中烧，去敲他们家的门。但如果你不是那么爱干净，你就会无动于衷。因此，这件事本身并不具备激怒你的因素，你会被激怒完全是因为你有洁癖。

作者曾遇一位来访者：

> 该来访者系 32 岁的男性，已婚，育有一子（目前就读小学六年级），由妻子陪伴来就诊，主要烦恼是"别人说自己固执"。
>
> 来访者自述他自幼家里贫穷，万事要靠自己努力，20 岁时在经济方面就开始自立了。目前开办一个家庭模具厂，经营得不错。孩子平常主要由妻子照管，最近因为面临着升初中考试，觉得妻子对孩子管理太宽松，孩子不仅成绩上不去，许多习惯也养不好，就亲自去严格管理。过了一段时间，孩子的成绩上去了一些，他也被学校老师表扬为"教育有方"，心里挺高兴的。可是孩子和妻子似乎对他的方式有所不满。孩子不时发脾气，还扬言要跳楼。有一次，妻子在孩子闹情绪时去安慰孩子并带他出去玩了数十分钟，回家后发现该来访者脾气变得更加急躁……
>
> 来访者反映，他从小穷怕了，现在日子刚刚好过起来，一方面要保重自己身体，另一方面要让孩子养好习惯，以后有出息，不能再像他小的时候了。
>
> 来访者的妻子反映，来访者总觉得他的想法、方法、行为正确，家人必须按照他的意见行事，否则他就会不高兴。
>
> 在咨询过程中，来访者说他一直以来做事都是小心翼翼的，"自我保护意识特别强"。当医生问其为何要对孩子要求那么严厉时，他脱口而出："他以后没出息，我老了怎么办啊！"

很明显，他努力教育孩子，其背后的目的还是"我执"在作祟。或者可以说，他从小到大形成的思维习惯和处事方式给自己和他人都带来了麻烦和痛苦，但他却无法自知。

因此，如果我们希望让有限的生命过得相对顺利，就必须放下“我执”，去过“无我”的人生。否则，就会出现类似下面这则故事中的状况：

> 一位苦行僧在山洞中打坐，忽然有一只老鼠跑进来啃他的草鞋，苦行僧恼怒地张开双眼，说：“你为什么在我静思的时候打扰我？”
>
> 老鼠吱吱地说：“我饿了。”
>
> “走开，笨老鼠。”苦行僧训斥说：“我正在寻求与神合一，你怎么能打扰我？”
>
> 老鼠问：“你连与我合一都不行，怎么能与神合一呢？”

需要注意的是，禅学中的“无我”并不是说“你”不存在，也不是说你必须找个人每天清晨来穿你的裤子，因为没有“你”来做这件事，更不是代表你必须把银行里的钱全部送掉，因为那不是你的，或者根本就没有银行！“无我”的真正含义有如丹增仁波切所说：

> 无我并不是某种原先存在的东西变得不存在，而是这种“我”根本是不曾存在的东西，重要的是识别不存在的东西原来就一直是不存在的……
>
> 这个看似坚实、具体、自主的我，其实根本不存在。

我们现在有些人把禅学中的“无我”跟虚无主义混同，还有些人把其与“集体主义”混同，这都是有害的认识。马克·爱普斯坦曾对“无我”的种种误解进行了总结，具有很高的参考价值，其中的要点如下：

（1）初学静坐的人误以为“无我”是放弃弗洛伊德所说的“自我”（ego）。

持这种观点的人认为，通向“无我”的“道路”就是舍弃所学、脱下文明枷锁、回归天真率直。这种观点有把退化、精神病和任何不受约束的情绪表达过于浪漫的倾向。

（2）另一种误解就是认为"无我"是某种合一体或结合体，放弃自我（self），同时认同"自我"以外的东西，是一种恍惚出神的状态或是狂喜的结合。

事实上，在静坐中又确实有某些状态，可以提供这种和谐、结合、失去"自我"界限的感受，而使得上述说法更显复杂。但这些都不是佛陀所界定的"无我"观念。"无我"并不是回归婴儿的感受。

（3）第三种对无我的看法比较倾向人际关系，认为"无我"是自我向他人臣服，就好像把理想的结合经验投射到人际关系中一样。这其实是一种经过伪装的被虐待狂。

（4）第四种常见的误解在所谓超个人圈子里广为流传，他们相信"无我"是超越"自我"的发展阶段，所以"自我"必须先存在，然后被抛弃。

（5）最后一项关于无我的误解，是把无我本身看成一种东西，是需要努力或向往的状态。

其实，禅学中关于"无我"的真正洞识并不是弗洛伊德所说的"自我"，而是自我概念（self-concept）；"无我"的实现并不表示"自我"消失了，而是抛弃自我坚实感与认同自我再现的信念。

有兴趣的读者试着分析一下这对夫妻中"谁的行为更接近'无我'呢"：

他们来咨询的主要问题是：两人的性格反差太大，不时会闹些小矛盾。经过了解，丈夫的性格显得有些西方化，要求工作与生活分开，上班时认真、踏实，不会把私人的事带到工作中，从来不会迟到、早退，但休息时不愿把单位里的事带回家，也很少参加同事、同学间的聚会，甚至公派出国进修3个月也给谢绝了，认为这是"浪费时间"。他早已晋升副高级职称，并具备充足的材料和资格去晋升正高级职称，但他也认为升职称是"浪费时间"。他喜欢在家读书、思考哲学和生命问题，有时间时自己一个人出去爬爬山。单位里许多人说他怪，说他太清高，因为他不愿做学科带头人，不愿参加各种学术组织，也不愿把科室"做大做强"，但非常强调"敬畏生命"和"专业精神"……

妻子的性格有些内向，她敬业，任劳任怨，是同事、领导眼中的优秀员工，平均每天花在单位的时间在10小时以上，对领导交代的工作都会努力去完成，还经常把工作带回家来做，在顾客中反映良好，会把私人的手机号码留给顾客，周末经常加班或出席各种学习项目……

他们争论的焦点是：丈夫说妻子没有"自我"，不会生活；而妻子说丈夫"自私"，活在"小我"中，没有"大我"意识，没有集体精神。

下面借电影《道林·格雷》再来强调一下"去'我执'"的重要性：

天生漂亮异常的道林·格雷来到了维多利亚时代的伦敦，好友画家巴兹尔给他画的肖像可以说完美无瑕，外形、表情、神韵都与真人无二。从大家的赞美声中，道林发现了自己惊人的美貌。但他听信了享乐主义者亨利·华顿勋爵的吹嘘，开始为自己韶华易逝、美貌难久感到痛苦，表示愿意与魔鬼交易，用那幅肖像代替自己承担岁月和心灵的负担，让他自己永保青春。

他这个想入非非的愿望后来却莫名其妙地实现了。在社交旋风亨利的引领下，道林很快改变了善良的本性，导致他所爱的女演员西比尔·苇恩自杀。回到家里，他发现那肖像上出现了残忍的表情，原来那肖像已开始随着道林心灵的变化而变化了。道林开始无所节制地纵容自己每一个应当被禁止的欲望和需求，甚至谋杀了为他画肖像的巴兹尔，然后逃离了这座城市。

25年后，道林重新回来，他看起来还像以前那般光鲜亮丽，但他已经变成一个遭受痛苦折磨的男人。因为在他的生命中，爱与生存的意义全部都被剥夺了。道林不断地受到自己的过去的困扰，还有那个隐藏在阁楼里的画像中的畸形怪物的辱骂和奚落。然后，他遇到了艾米丽，一个聪明、迷人的美丽女子，让道林深深地为她着迷。

最后，艾米丽使道林觉醒，在亨利发现了道林的画像后，道林推走艾米丽和亨利，自己拔剑刺向了画像（刺死苍老狰狞的自己），画像恢复了最初的美貌，成为一件可以永恒于世的艺术品。

让自己有尊严地活着

根本不该为取悦别人而使自己失敬于人。

——卢梭

开悟后的金碧峰禅师四处云游，来到了宣州。当时，朱元璋还在打天下，对于未来的帝王大业要定在哪一个地方还举棋不定，就有人告诉他说："您可以前往拜见金碧峰禅师。"

于是，朱元璋亲自上山寻访，金碧峰禅师只是端坐未加理会。朱元璋生气地怒喝一声，金碧峰禅师也呵斥一声回应。

朱元璋更生气了，说："你见过杀人的将军吗？"

金碧峰禅师也大声回答说："你见过不怕死的和尚吗？"

朱元璋一听，转怒为喜，抱拳向金碧峰禅师作礼，并且请教禅师说："帝王之业，该在何处？"

金碧峰禅师回答说："帝王只在一地，不若佛法能遍于虚空、充实法界。"

朱元璋又说："若就是一地，哪里为好？"

金碧峰禅师说："建康龙盘虎踞，有帝王之气。"说后，就闭眼不言。

朱元璋只得作礼而去。

故事中的金碧峰禅师胆子够大，敢顶撞朱元璋。但从另一角度说，他是在维持自己的尊严，也在维护生命的尊严。有一幅名叫《站直了，你就是主人》的画也表达了这一思想：

第一幅画的内容是：一个手拿鞭子的人对一群站立的人发号施令。第二幅画的内容是：拿鞭子的人继续挥舞着鞭子，本来站立着的人群都已经下跪，而唯独只有一个人还是站着。第三幅画的内容是：拿鞭子的人开始向唯一站立着的人更凶猛地宣扬他的力量，但是那个站着的人仍然纹丝不动。而最后第四幅画的内容是：那个站立的人仍然站着，而拿着鞭子的人却扔掉了鞭子向他跪下。

我们社会的主流文化恰恰与此相反。我们从小接受的教育是：除非我们能够得到别人的承认，否则我们就是默默无闻的，我们就是没有价值的；我们所做的事情本身并不重要，是否得到承认才重要。

在以"耻感"为主流的文化氛围中，相信大部分国人从小都接受过这样的教导："不要让人笑话！"于是，这种认知就像紧箍咒似的套在大部分中国人的头上，自觉不自觉地影响每个人处事的态度和行为。我们做事不是根据"我认为"，而是根据"有什么要求"。换句话说，许多中国人是没有"自尊"的，有的只是"面子"或"他尊"。我们俗语中说的"认清形势"即反映了这种状态。

从心理学角度说，真正的"自尊"是一个人在长期的个人成长经历和生活实践当中自己对自己形成的一整套客观的、持久的并相对稳定的"自我评价"。例如，我的长处和优点是什么，短处和缺点是什么，这种自我评价是长期的、相对稳定的，因此也不会轻易因外界或他人的评判而改变的。简单地说，真正的"自尊"意味着"我就是我"：不会因别人说我好，我就特别高兴，也不会因别人说我不好，我就特别难受。

特别在乎他人的看法，在乎他人的议论和评价，在乎他人的脸色与反应，不过是"面子"或"他尊"而已。这是一种有中国特色的现象。几乎每一个中国人都是非常"爱面子"的人；所有的家庭都是非常"爱面子"的家庭；每一个单位都是非常"爱面子"的单位；甚至整个国家都是非常"爱面子"的国家。从某种程度上可以说，中国人不是按照逻辑来思考问题的，而是按照戏剧的方式来思考问题的。例如，当一个人需要为自己辩护时，面对两三个人，他会像是面对一大群人那样说话。他会大声地说："我是当着你们的面说的，你，你，还有你，你们都在这里。"如果他的麻烦事得到解决，他就会说他体面地"下了台"，如果没有得到解决，那他会觉得自己无法"下台"。

从心理卫生角度来看，这种过分"爱面子"对心理健康是不利的。因为过分"爱面子"的人往往没有独立的人格，也就是没有一个"我"存在，他们活在虚假的面具之中。换句话说，他们过的是"鸵鸟"式的生活。下面这位来访者的情况就是如此：

　　该来访者为女性，30岁，因失眠求治。经过了解，该来访者还存在家庭问题。她与前夫离婚后，法院把女儿判给了前夫抚养。她重组家庭后，把女儿接到自己母亲家抚养。现在的丈夫酗酒、赌博，酒后以及心情不好时经常打她。她为此痛苦并失眠。下面是医生与她的一段对话：

　　来访者：医生，我老公经常喝酒、赌博，经常打得我鼻青脸肿，而且许多时候打完了还要跟我做爱。现在我特别怕他，一见他喝酒就浑身发抖。

　　医生：你干吗不向家人或周围邻居求助呢？

　　来访者：我不敢，找过他的朋友劝，但他不听，反而打得更厉害。

　　医生：你可以找当地的政府部门寻求帮助啊。

　　来访者：他录制了我们的性爱录像，如果我提出离婚或出去告状，他说会把这些录像公布出去，这样多没面子啊，以后就没脸做人了。

　　医生：你也可选择与他一起看心理科医生的。

　　来访者：那不就更没面子吗？别人会笑话死的。

　　……

相应地，心理治疗的一大功能就是帮助来访者放下"面子"，培养"自尊"。下面借电影《推销员之死》再来说一下"放下面子、建立自尊"的重要性：

　　威利是个巡回推销员，他属于社会的底层人物，没有固定工资，只领佣金。他们推销的只是别人的东西，他相信，只要讨人喜欢，具有魅力，世界的大门就朝他敞开。威利的偶像是推销员大卫·辛格曼，他活到84岁，只要在旅馆里拨个电话，就能做成交易，死后在新英格兰有许多买主和同行为他送葬，极尽哀荣。他把自己的生活建筑在这样的梦想之上，由于他总是生活在自己想象的世界中，把幻想当作现实，所以会常常说大话。

他不顾自己推销事业已经走向下坡的事实，吹牛说自己在新英格兰如何重要，说自己的销售额如何高，他就这样陷进自己的谎言中不能自拔。可是老威利已 63 岁了，干推销这一行已经 34 年，现在的新老板不顾及他早年立下的汗马功劳，狠心地解雇了他。然而家里却还有零零碎碎许多开支要支付，两个儿子事业也不成功。经济负担、精神负担加上长途驾驶，导致威利心力交瘁，精神错乱。

到快死的时候威利发现，他自己就像他分期付款购买的东西一样，等你付完款后，东西便用尽或者坏了。他付清了最后一次房款，而他却到坟墓里安息去了。

他的妻子琳达在墓前说："我不明白，你到底为什么要这样……我想找原因。我找啊、找啊，可我还是不明白，威利，我今天付清了房子最后一期款项……都清了，咱们自由了。"邻居查利为此提供了答案："可不敢怪罪这个人，你不懂啊，威利一辈子都是推销员。对推销员来说，生活没有结结实实的根基。他不管拧螺丝，他不能告诉你法律是什么样，他也不管药方。他得一个人出去闯荡，靠的是脸上的笑容和皮鞋擦得倍儿亮。可是只要人们对他没有笑脸了——那就灾难临头了。等到他帽子上沾油，那就完蛋了。可不敢怪罪这个人。推销员就得靠做梦活着，孩子，干这一行就得这样。"

身体是"我"的客房

我们的身体就像一座园圃，我们的意志是这园圃里的园丁；不论我们插荨麻、种莴苣、栽牛膝草、拔百里香，或者单独培植一种草木，或者把全园种得万卉纷披，让它荒废不治也好，把它辛勤耕垦也好，那权力都在于我们的意志。

——莎士比亚

古时一个和尚行脚，天色黑了，前不着村后不着店。他很想找一人家借宿一晚，就快速向前走去，又走了半个时辰，果见远处有一人家亮着灯火，是一个大宅院。当他来到这个富有的人家敲门并说明来意后，家丁把他领到了客厅里，员外出来一见是个要饭的和尚，就说："我家不留外人住宿，你赶紧走吧。"和尚知道这附近再无人家，如这家不留，自己就只得露宿野外了。于是和尚说道："你也是外人啊，你怎么就可以住在这里呢？"员外大笑："你这个疯和尚，这里是我的家，我怎么会是外人？"和尚道："如果我能证明你不是这所房子的主人，你就得留我住宿。"员外有些好奇，就说："那你证明试试，如果你能说明我不是这所房子的主人，我就留下你。"和尚说："这房子是祖上留给你的吧？"员外答："是的。"和尚道："那么就是说以前这房子不是你的。"员外点头说："对，以前这房子是我父亲的。"和尚又说："等你百年以后，这所房子还是你的吗？"员外瞪大了眼睛："当然不是了，它就是我儿子的了。"和尚大笑道："那就是说以后这所房子也不是你的。"员外愣了。和尚接着说："这所房子你住的时间比我稍长而已。每个人都是一样，除了'自己'之外，哪有什么东西永远是自己的呢？"于是，和尚成功地找到了住处。

在禅师眼中，"我"是一种"存在性"体验，而不是身体；身体只是"我"的皮囊、客房。在这一点上，世界上许多传统智慧的观点类似。如果你把"我"等同于身体，那么就成了笑话了。下面有关锡克教徒的笑话即是如此（在印度的幽默中，锡克教徒的形象一般是陈腐拘泥的）：

一个坐火车去孟买的锡克教徒想要打个盹儿，但是害怕坐过站，于是就请求同车厢的乘客在快到孟买前叫醒他。他跟对方说，会付他100卢比作为酬谢。

这位乘客是个理发师，他觉得就是叫醒对方而已，100卢比有点儿多了，所以决定帮人帮到底，让这打个打盹儿的锡克教徒的钱物有所值，于是便趁他睡觉的时候，给他修修胡子、刮刮脸，把他的胡子全给剃掉了。

快到孟买的时候，理发师叫醒了那个锡克教徒，获得了酬劳。锡克教徒下了车，回到他的住所，去卫生间洗了把脸。照镜子时，他突然怒不可遏地叫道："那个浑蛋！我给了他100卢比，结果他却叫醒了别人！"

乔治·维西所写的故事也是如此，是作者最喜欢的思维实验之一：

有两个男人，一个叫布朗先生，另一个叫罗宾森先生。他们俩都在做脑瘤手术，大脑也都被取了出来。但是在手术快完的时候，医生的助手不小心把布朗的大脑放到了罗宾森的脑袋里，把罗宾森的大脑放到了布朗的脑袋里。这两个人中有一个当时就死了，但另一个，也就是拥有布朗的大脑和罗宾森的身体的人，最终重新恢复了知觉。我们就叫后面这个人"布朗森"好了。在恢复知觉后，布朗森先生看到自己的身体后极为震惊。而看到布朗的尸体后，他难以置信地惊叫道："躺在那里的人是我啊。"接着，布朗森指着自己说："这不是我的身体，那个才是。"当被问及姓名时，他不假思索地说出了"布朗"，而且他还认得布朗的妻子和家人（罗宾森从未见过），能讲出布朗生活中的很多细节，就像在讲述他自己的人生经历一样。但罗宾森以前的人生，他一无所知。经过一段时间的观察，他展现出的个性特征、言谈举止、兴趣爱好和个人好恶等，都是之前布朗所具有的，而他行事讲话的方式则与以前那个罗宾森格格不入。

那么，到底是谁在手术后大难不死，谁又不幸离开了呢？

显然，相对躯体而言，大脑对"我"具有更重要的作用。也就是说，对"我"而言，精神性的东西显得更加重要，物质性的东西不可过于执着。这对我们从事身心疗愈具有启发性的意义。正如下面这则禅学故事所言：

曾经有一个杀敌无数的将军，勇猛善战，血战沙场，面对生死，毫无惧色，不惊不怖，处之泰然，因此战功赫赫，声名远播。在其晚年，将军非常喜爱收藏玉器，每日把玩不已。其中有一个玉杯，细腻温润，色泽亮丽而不耀眼，雕工精湛，是玉器中的极品。将军十分珍爱这个玉杯，每日都要拿出来把玩欣赏，乐在其中。某日，将军正在把玩，一不小心玉杯突然失手，好在将军是武林宿老，电光火石间，一个覆云手即把杯子抓在手中，虽然杯子安然无恙，却把老将军吓出一身冷汗。这时，他的心底升起了一个疑问：你一个身经百战的将军，沙场上的刀枪都没有一丝一毫的害怕，一个小小的玉杯怎么会把你吓成这样呢？

将军思考良久仍不得其解，便去拜访了一位禅师，禅师告诉他："你之所以不怕死，是因为你没有死亡的概念，不执着于生，故不惧怕死亡。玉杯使你惊惧，是因为你心中对心爱之物有执着，你放不下它，自然就会被它所束缚，心有所缚，你怎能不怕？大而广之，人生不得自在，都是被心物所累啊！"

将军年轻时生活在自己的使命中，不执著身体，所以成绩斐然。当没有了追求，活在空虚之中时，就会害怕各种丧失。随着都市化的发展，神话功能逐渐消失，我们现代人也就如此了。有些人整日"与天斗"、"与地斗"、"与人斗"，有些人被物质财富所"控"，忙于赚钱、买房、炒股、消费，有些人忙于养生、保健，希冀能长生不老，但却忘了做些对自己、对人类有意义的事。他们尽管表面光鲜、躯体无病，但却灵魂空虚，不是麻木得像四足动物，就是活在无聊和各种恐惧之中。电影《吾栖之肤》即反映了"身体只是'我'的客房"：

> 疯狂医生班德拉斯为了纪念死去的妻子而在活人身上进行全新皮肤移植手术，创造了不怕焚烧与动物叮咬的最完美皮肤。当这个被手术的男子经过 6 年的变化之后，不仅拥有了最为完美的皮肤和精致的面容，并逐步赢得了班德拉斯的信任，让他视自己为挚爱，在情欲交融后，班德拉斯被其枪杀致死，而这位变性了的男子最终回到了自己母亲的怀中。

需要注意的是，这里说的身体"是'我'的客房"，并不是说身体就不重要，可以忽略。就像住在家里、旅馆里，我们依然需要其环境的干净、整洁，设施完备。因此，我们依然需要善待我们的身体，至少做到"饥来吃饭"、"困来即眠"，不可滥用精力。

因为，每个人的身体和精力就像一桶水，而要做的事就像在花园里栽种植物。刚开始的时候，你的花园里的植物比较少，可能只有一两株，你每天用一桶水浇灌就足够了。你可以把每一株植物都浇透，它们也因得到充分的灌溉而长得好。后来，你种了更多的植物，有二三十株，甚至更多。你依然需要每天浇灌它们，以保证它们存活，但是发现你只有一桶水——你的身体和精力。这显然是不够的。于是，你只能举起这桶水，向着全部的植物泼洒出去。可是植物实在太多了，水滴甚至还没有碰到泥土，就开始蒸发了，而每一株植物依然干渴。如此下去，如果每天用尽精力，你的身体就会被掏空。尽管我们可以通过锻炼身体、增强营养来提高身体的状况，但这是暂时的，我们不可能把自己训练成机器。一个人的精力就是一桶水，不可能扩建成一个游泳池。唯有善待身体、慎用精力，意识到它们只能养活一两株植物的时候，"我"才会感觉到生活的静好。

相应地，如果从这个观点来看待疾病，那么就没有单独的身体疾病，也没有纯粹的心理疾病；心理疾病会与躯体疾病相互呼应，躯体疾病也会与情绪或心理方面有所交集。这样，所有的疾病都是身与心的了。

下面再借用佛陀出家前的一段故事强调一下"身与心的密切关系"。

佛陀成道之前为太子，曾由城之四门出游，见到生、老、病、死等现象以及修道的沙门，深感人生之苦痛与无常，遂萌出家修道之志。在十九岁时，太子夜出王宫，自脱衣冠为沙门。先四处参访，后来六年专修苦行，身体虚弱，骨瘦如柴，心身衰竭，但始终未能成道。他认识到苦修不能得道，便决定乞食，增加体力。当时，共修的五位侍者，误以为太子退失道心，遂舍之而去。

太子来到尼连禅河沐浴，接受牧女乳糜之供养。恢复体力后，至伽耶村毕钵罗树下，以吉祥草敷金刚座，东向跏趺而坐，端身正念，静心默照，降伏诸魔，入诸禅定。四十九日后，于十二月八日破晓时分，豁然大悟，成就"无上正等正觉"。

生命故事可以重写

整个宇宙的理论受到单独一个人的控制，那个人就是你。

——惠特曼

甲乙两个和尚为一个问题争辩得面红耳赤，双方各持己见，僵持不下。

最后，甲和尚怒气冲冲地跑进禅房，想请师父评评理。他把他的见解详细禀述了一遍，老和尚听了，和颜悦色地说："你说得对。"

甲和尚高兴地出去了。不久，乙和尚气冲冲地跑进来，对老和尚说："师父，我认为这件事情应该是这样才对。"

老和尚听了，也和颜悦色地说："你说得对。"

于是乙和尚也很高兴地出去了。

这时候，一直站在老和尚身后的小沙弥很不以为然，他不悦地对老和尚说："师父！如果是甲对，乙就不对；如果是乙对，甲就不对。您怎么说两个人都对呢？"

老和尚听了，转过头看看小沙弥，和颜悦色地说："你说得也对。"

文中的老和尚可谓深得心理学认知疗法的精髓：世界上的事情没有绝对的对与错，不同的认知模式，就会产生不同的想法和行为。

我们现代人的思维往往是处于"二元对立"的分裂状态。例如，在大街上遇到一个女人，你头脑中会不自觉地浮现出美与丑的概念来，是美女就多看上几眼，是丑女马上就转过头去。其实，美与丑只是你心中的概念而已，这两个女人本质相同，分美与丑的只是你自己罢了。再如，在阶级斗争阶段更是如此，对立的双方似乎毫无共同之处，其经典用语是："凡敌人反对的，我们就要拥护；

凡是敌人拥护的，我们就要反对。"

在禅师看来，这种思维模式会给悟道带来障碍。所以，能否打掉学人的二元对立思维是历代禅师教学的关键一步。在心理学中，能否改变这种两极化的认知模式往往也是治疗是否有效的关键。

存在主义心理治疗家弗兰克尔很喜欢爬山，有一次他邀请一位教授一起去爬山，那位教授一听到"爬山"，立刻露出痛苦的脸色，不好意思地解释"这都是受到童年经验的影响"，因为童年时，他父亲老是拉着他去爬山，这使他心生怨恨，觉得那是他童年时代最不幸的经验。弗兰克尔告诉那位教授说，小时候他父亲也是老拉着他去爬山，结果却使他喜欢上了山，和父亲去爬山是他童年时最幸福的经验，他现在之所以喜欢爬山，也是"受到童年经验的影响"。

这就是心理学中"你想要拥有一个不幸的童年，永远不会嫌太迟"的意思。因为每个人都可以对同样的童年经验做出不同的解释，别人认为很幸福的经验，你也可以将它解释成很不幸。所以阿德勒和弗兰克尔等心理学家并不赞成"童年塑造了你"，而提出"你塑造了自己的童年"的观点。阿德勒在否定心理创伤学说的时候说了下面这段话：

> 任何经历本身并不是成功或者失败的原因。我们并非因为自身经历中的刺激——所谓的心理创伤——而痛苦，事实上，我们会从经历中发现符合自己目的的因素。决定我们自身的不是过去的经历，而是我们自己赋予经历的意义。

简单地说，生命故事可以重写，即改变认知。例如，把"父母塑造了你"、"环境决定了你"、"老师培养了你"等说法翻转过来，说成"你塑造了父亲"、"你决定了环境"、"你培养了老师"也是能成立的，而且可能更适合个人的情况。因为"父母是否慈爱"、"环境是好是坏"、"老师是让人怀念还是感冒"，完全取决于你对他们有什么样的感受、做什么样的解释。

因此，无论之前的人生发生过什么，都对今后的人生如何度过没有影响；决定自己人生的是活在"此时此刻"的自己。正如下面这则故事所示：

有一群人被警告说如果他们不囤积现有的水，他们最终就会喝一种会导致他们发疯的新水。只有一个人囤积了旧水。在其他人不得不喝新水的时候他可以喝自己囤积起来的水。他看到他们确实疯了，但在以新方式运行的群体安全状态下，他们认为他才是疯了的那个人。最后，由于极度孤立，他决定喝下新水。很快，他的表现就和其他人一样了。他抛弃甚至忘掉了他自己囤积的水，于是他被这个群体的人重新接纳，这群人为他神志恢复正常这一奇迹而欢欣鼓舞。

电影《刺猬的优雅》即讲述了小女孩芭洛玛如何改变自己生命故事的过程：

把学习时间全用来装笨的天才儿童芭洛玛，父亲是国会议员，她嫌恶母亲与姊姊布尔乔亚式的愚蠢、市侩，从身边往来堪称优雅的大人身上，看透了生命的荒谬与空虚。她害怕自己的命运已被注定，于是秘密计划在生日当天自杀，并烧了父母的豪宅。但她为了避免搞错为什么而死，决定不浪费剩余的七个月生命，试图寻找一个理想，明白一些事情，抓住活下去的理由……

在与公寓的门房——又矮又丑又驼的寡妇荷妮接触之后，又与刚搬进来的日本住户小津先生——退休高级音响代理商联手，挖掘出了荷妮不为人知的过去……

当芭洛玛体验到"重要的不是死，而是我们死的那一刻在做什么的时候"，她对生命的态度改变了。

下面是一位患社交恐惧症来访者改写自己生命故事的经历：

该来访者，女性，26岁。她的苦恼是害怕与人打交道，一到人前就脸红，尤其是遇到重要人物时。她就诊过不少地方，还服过药，但收效不多。这次一进诊室就反复跟医生说："太痛苦了，医生你无论如何都要把我治好。"医生问她："如果把这种脸红恐惧症治好了，你想做什么呢？"她告诉医生一旦脸红恐惧症治好，她会去参加单位即将要举行的岗位竞聘，还要向自己偷偷喜欢了一年多的男孩表白。医生开玩笑地告诉她："脸红恐惧症很好治，但我不能给你治。"来访者非常纳闷地问："为什么？"医生告诉她："因为你不仅是靠着脸红恐惧症才能让自己接受对自己或者社会的不满以及不顺利的人生。你还要用'这都是因为脸红恐惧症'之类的话来安慰自己呢。如果我给你治好脸红恐惧症，你又没竞聘成功，还被心仪的男孩拒绝，那咋办呢？"

医生进一步解释她脸红恐惧症背后的潜意识动机是自卑，是因为她对自己没有信心，始终抱着"如果这样，即使竞聘／告白也肯定会失败／被拒绝，到时候就会更加没有自信"这样的恐惧心理，所以才会制造出脸红恐惧症这样的问题来。

在明白医生的解释后，她开始尝试接纳"现在的自己"，说："不管结果如何，我首先得带着脸红向前迈进。"从此，她的人生在逐渐地发生改变。

下面再借一则禅学故事强调一下"生命故事可以重写"：

很久以前，有个年轻人，来自一个非常富有和高贵的家族，去求见一位禅师。这位年轻人非常博学，什么欲望都能得到满足，他有的是钱，因此什么问题都没有。然而，他还是厌倦了：厌倦了性，厌倦了女人，厌倦了美酒。

他对禅师说："现在我对整个世界都厌倦了。你有什么方法让我了悟自己吗？"

然后，他接着说："不过在你开口之前，让我先介绍一下自己。我是个意志不坚定的人，什么事都坚持不了几天，所以如果你让我去打坐，我可能会试几天，然后就会跑掉。即使我很清楚外面的世界没有什么可留恋，只有痛苦和死亡。没办法，我就是这样的人。我无法继续，无法坚持做任何事，因此在你为我选择方法时，请记住我的这个缺点。"

禅师说："嗯，如果你不能坚持，这确实是很困难，因为没有长久的努力，你过去的习性是很难改变的。你必须回溯过去，你必须回到你出生的那一刻，新鲜而年轻。新鲜感得重新找回。不是向前找，是向后，重新成为一个小孩。不过你说你什么事都无法坚持，也许几天之内你就会跑掉，这是很困难。让我问你个问题，你有什么事，能让你非常感兴趣，你会完全地投入进去？"

年轻人想了一下说："是的，只有在下象棋时，我会非常感兴趣。我爱下棋，这是唯一能留住我的。其他任何事情对我来说已无意义；只有象棋，能让我打发时间。"

禅师说："那好吧，我们可以试试，你等等。"然后禅师把侍从叫过来，让他叫一个在庙中打坐二十年的和尚带副象棋过来。

和尚来了，象棋也带过来了。那个和尚以前懂一些象棋，不过他在山洞中打坐已经二十年了。这个世界他都忘掉了，更不必说象棋了。

禅师对和尚说："听着，这是个危险的游戏。如果你输给这个年轻人，这有把剑，我会用它砍掉你的头，因为我不喜欢一个已打坐二十年的和尚，居然被一个普通年轻人打败。不过我向你保证，如果你死在我的手上，你可以到最高的天堂去，所以不要担心。"

那个年轻人听到后，有些紧张。这时禅师转过头，对他说："听着，你说你很投入下象棋，现在你要彻底地投入，因为这是生死攸关的问题。如果你输了，我也会砍掉你的头。不过记住，我不能担保你去天堂。那个和尚可以，他总能去，但你，我无法保证。如果你死后该去地狱，那么你瞬间会堕入第七层地狱。"

有那么一刻，那个年轻人想过逃跑。这会是一个危险的游戏，他不是来求这个的。不过，逃跑太丢人了，他是个武士，一个勇士的儿子，只因为要面对死亡，就逃跑，他们家族中没有这样的人，因此他回答："好吧。"

游戏开始了。年轻人开始颤抖，全身颤抖，抖得就如狂风中的落叶。冷汗也冒出来了，从头到脚都在冒。这是个生死攸关的时刻。思维停止了，因为任何时候有紧急事情发生，你都无暇思考。思考是一件奢侈品。当万事大吉时，你会去思考；然而真有事情发生，思维就停止了，因为头脑需要时间，如果有紧急情况，你没时间思考。你必须立刻做点什么。

再看看和尚，他看起来是那么安详、平静，于是这个年轻人想："完了，我死定了。"

　　然而，在念头消失时，年轻人开始融入这个时刻，他也忘记死亡正等待着他。毕竟死亡也不过是个念头。他忘记了死亡，忘记了生命，他开始成为游戏的一部分，投入，完全地投入。

　　渐渐地，他开始下着美妙的棋子。他从没有这样下过。开始时，那个和尚在领先，但几分钟后，这个年轻人完全地投入，他的棋子下得越来越漂亮，和尚开始落后了。只有这个时刻存在，当下存在。现在没问题了，他的身体也不颤抖，冷汗也停止了。他觉得自己轻得像一片羽毛。他感觉更轻盈了，整个身体像要飞起来。思维停止之后，视野变得如此清晰，完全的清晰，他能轻松地看到五步之后的棋子。他从没有下得如此美丽过。对手的棋子跟不上了。几分钟后，和尚就会被打败，他的胜利是肯定的了。

　　忽然间，他的眼睛变得清晰，如镜子般明亮，他的视野变得深邃，他抬起头，看着和尚。和尚是如此的纯真。二十年的静坐，他已变成一朵花。二十年的苦修，他已完全的纯净。没有欲望，没有杂念，没有目标，没有意义。他已经是最大可能的纯真，甚至一个小孩都没有这么纯真。他美丽的脸，他清澈如天空般湛蓝的眼睛。这个年轻人开始为和尚悲伤，很快他的头就会被砍下来。这一刻，当他感受到慈悲，一扇未知的门打开了，有一种他绝对未知的东西充满他的心房。他感受到极大的快乐，内在神性之花开始飘落，他从不知道有这种快乐，这种美丽，这种祝福。

　　然后，他开始故意走错棋子，因为他的头脑中升起一个念头：如果我死了，没有什么好伤心的，我一钱不值；然而如果这个和尚被杀了，一个美丽就被摧毁了，而我，只是一个无用的存在。

　　他开始故意走错，为了让那个和尚赢。

　　就在这一刻，禅师将棋盘掀翻，开始大笑，然后说："没有人输，你们俩都赢了。"

生命中唯一不变的是"变化"

人只不过是一根苇草，是自然界最脆弱的东西；但他是一根能思想的苇草。

——帕斯卡尔

亲鸾上人是日本著名禅师。九岁那年，他就立下了出家的决心，请慈镇禅师为他剃度。慈镇禅师就问他："你年纪这么小，为什么要出家呢？"

亲鸾说："我虽然只有九岁，父母却已双亡。我不知道为什么人一定要死亡？为什么我一定非要与父母分离？所以，我一定要出家，探索这些道理。"

慈镇禅师说："好！我愿意收你为徒。不过，今天太晚了，待明日一早，我再为你剃度吧！"

亲鸾却说："师父！虽然你说明天一早为我剃度，但我终究是年幼无知，我不能保证自己出家的决心是否可以持续到明天？而且，师父，你年纪这么大了，你也不能保证明早起床时是否还能活着吧？"

慈镇禅师听完，不禁拍手叫好，满心欢喜地说："对！你说的话完全没错。现在我就为你剃度！"

这个故事说的是禅学中三法印之一的"无常"，意思是：生命是不断变化的。换句话说就是，生命中唯一不变的是"变化"。

是的，人生就像一场没有彩排的戏，谁也料不到下一刻会发生什么。今天你腰缠万贯，一夜之间就可能负债累累；今天你高居庙堂，明朝就有可能远走他乡；今天你合家欢乐，明朝就有可能妻离子散。这样的事情时有发生，并不是危言耸听。

在心理卫生科，经常听到来访者说："我以前是快乐的"、"我以前不是这样的"、"我以前睡眠很好的"、"我一直身体都是健康的"……听完这些话你就知道，在他们的心里，生命是恒常的，稳定的。就因为如此，他要求的治疗目标是：回到以前的状态。极端的情况是，由于认识不到"无常"，导致我们社会中的许多人对医院、医护人员的宽容度很低，一旦发生医疗伤害事件，更不用说死人事件，马上就出现医闹。

人本主义心理学家罗杰斯曾经把来访者发生根本变化的标志归纳为几条，其中包括：（1）当事人的自我变得较为开放；（2）当事人的自我变得较为协调；（3）当事人能够更加信任自己；（4）当事人更加能够适应；（5）当事人愿意使其生命成为一个变化的过程。存在主义哲学家和心理治疗家也持类似的观点，认为死亡和生命是一体两面。正如蒙田在论述死亡的精辟随笔中所写："你为什么要害怕自己的最后一天呢？那一天对死亡的贡献并不比其他日子更多。最后一步并不会引起衰竭，只是显露出衰竭而已。"

有存在主义治疗经验的人都会同意：缺乏关于"无常"的想法和意识的人对生命的敏感度会变得迟钝。法国剧作家让·季洛杜的剧本《底比斯王》中有一段不死的诸神之间的对话即是此意，朱庇特告诉墨丘利伪装成凡人和凡间女子做爱是怎样的情形：

> 她会用一些口头禅，这加深了我们之间的鸿沟……她会说，"在我小的时候"，或者是"当我老了以后"，还有"我一辈子都没有过"——这些话刺痛了我，墨丘利……我们错失了一些东西，墨丘利——无常的深刻——必死的宣告——或者攫取某种你无法掌握之事时的凄美。

因此，生命中的每一分钟都是值得珍惜的，谁知道一觉醒来你还会不会活在这个世界上。尤其是面对自然灾害，生命的脆弱更是展露无遗。纵使我们拥有再多的财富、再高的权位，又有什么用呢？相应地，存在主义心理治疗的重要目标就是使来访者打心底明白"无常"的理念。蒙田对此想象了一场对话，其中半人半神的喀戎在父亲萨杜恩（时间之神）谈到选择不朽的含义时，拒绝了不死的生命：

　　诚实地想象一下，比起我现在给予人们的有限的生命，永恒的生命对人来说将是多么难以忍受、徒增痛苦。如果你不会死，你将因为我剥夺了你的死亡而诅咒不休。我在死亡中审慎地混杂了一丝苦涩，好让你在看到死亡的实利时不会过于贪婪无度地拥抱它。为了将你置身于我想要的中庸状态，既不逃避生命，也不逃避死亡，我在两者之中都调入了甘甜与苦涩。

下面是作者的一位来访者在认识"无常"后的改变：

　　该来访者曾经是个拼命三郎，不断地求学，然后拼命地工作，追求俗世所追求的东西。他的家庭一直靠并不年轻的母亲操持着。数年前，他母亲因卵巢囊肿住院手术，尽管一切顺利，但促使他内省了。他说："在自己的潜意识中，母亲似乎永远是强大的，不会死的，经过这次经历，我才认识到'无常'，以后必须真真切切地珍惜生命中普普通通的一切。"自此，他放下了许多身外之物，不会经常加班，很少出差，只要没有提前两小时跟母亲打招呼，他都会回家跟母亲一起进餐。

下面再借一则禅学故事强调一下认识"无常"的重要性：

　　过去印度的舍卫城内，有一个人很富有，家财万贯，可惜五六十岁，膝下尚无一男半女，所以到处去抽签卜卦，祈求有子。皇天不负苦心人，没有多久他的妻子果然怀孕了，十个月以后生了一个又白又胖的男孩子，夫妻俩非常高兴。

　　他们十分庆幸能老来得子，所以对这个孩子更加疼爱、更加珍惜，这个孩子在老人家的扶养下，一天一天长大，当他20岁的时候，就娶了隔壁村的一位漂亮姑娘，夫妻俩的感情，可以说是非常的好，父母看在眼里也觉得很欣慰。

　　有一天，春风拂拂，凉意透心，百花齐放，这对新婚夫妻，相约到后花园，坐在树下纳凉聊天，年轻的妻子突然看到树上有一朵含苞待开的花蕊，就高兴地对丈夫说："亲爱的，你将树上的那朵花摘下来送我，好吗？"听着爱妻婉转柔软的要求，他当然很快就答应了，当他爬上树要伸手去采的时候，他站的那个树枝咔嚓一声断掉了，他跟树枝都跌落下来，就这样一命呜呼了。

突来的横厄，使他的妻子怕得昏死过去，当这个悲惨不幸的消息传到老夫妻俩的耳朵时，他们也无法相信，刚才还好好的一个人，为什么说去就去呢！这件残忍的事实，使这对老夫妻慌慌张张，不知所措，也使得这位新婚就失去先生的妻子，悲伤得痛不欲生，左右邻居看了都流下同情的眼泪。

这个时候佛陀刚好来到村里，知道这个消息以后，他就来到富翁的家里，很慈祥地安慰他们说："人生在世有生就有死，有胜就有败，这是任何人都无法避免的，如果只有求生，并不希望有死，在这个娑婆世界是不可能的，生跟死是我们人永远无法控制的，你的孩子今天会往生，不是天所赐的，也不是任何人来害他的，他会出生是因缘和合而来的，他会死也是因缘的分散而已，这就像一个外出的旅行人，去某个地方玩了几天以后，到最后总是要离开的道理一样。所以不要过度地伤心。"

佛陀至理的圣言，他们夫妻两个人还是没有办法完全接受，佛陀只好运用方便法来对他们两个人讲："看你们两个还是这么伤心，好吧！我来想办法将你的孩子救回来"，一听到佛陀愿意救他的孩子，两个老夫妻高兴地跪在地上，一直顶礼，礼谢佛陀，佛陀很慈祥地将他们两个人扶起来以后，对他们两个人说："不过你们必须要去一户从来没有死过人的家庭点三支香来，这样我才有办法啊！"

为了让死去的孩子可以再活过来，两个老夫妻拼了命四处找，可惜所有他们找过的家庭，没有一个是没有死过人的，老夫妻无可奈何，垂头丧气地回来了，佛陀就趁着这个好机会，再一次开示道理给他们听。佛陀说："现在你们两个人应该都了解了，其实世间上所有的人都是一样的，本来有生就有死，就是最亲的母子、最恩爱的夫妻，或者是最好的朋友，全部都一样，没有办法永远永远住在一起，即使你的身体再健康强壮、即使你再有钱有势，总有一天，一样要死的，就算你的孩子现在没有离开你，将来还是要分开的。"佛陀句句真言，终于使老夫妻觉悟了，觉悟到世间无常的道理，而不再悲伤了。

需要注意的是，作者在此讨论"变化"/"无常"，并不是要歌颂死亡的美好，更不是在提倡否认生命的病态观念，而是想提醒大众，不要忘记我们的存在性事实：我们每一个人既是天使也是野兽；我们是必死的生物，又因为我们具有自我意识而知道自己终有一死。对"变化"/"无常"进行任何层面的否认都是否认我们的基本自然属性，会使我们的意识和体验受到愈发普遍的限制。"变化"/"无常"的观念不是宣判我们将以恐惧和黯淡的悲观主义方式存在，而是像催化剂一样将我们拉入更真诚的生活方式之中，增加我们活着时的乐趣。一生都在照顾临终病人的护士邦妮·韦尔所说的话，可以作为这一观点的证词，她说，人在临终时最后悔的五件事是：

（1）我希望当初有勇气过自己真正想要的生活，而不是别人希望我过的生活；

（2）我希望当初我没有花这么多精力在工作上；

（3）我希望当初我能有勇气表达我的感受；

（4）我希望当初我能和朋友保持联系；

（5）我希望当初我能让自己活得更开心一点儿。

事实并不像你认为的那样

人们是何等可怜，真理就近在眼前，他们却寻觅天边！
人们是何等可怜，犹如站立在水中，却嚷嚷口渴不断！

——白隐禅师

白隐禅师是一位得道的日本苦行僧。在众多的皈依信徒中，有对夫妇在其寺庙附近开了一家食品店，家中有个漂亮的黄花闺女。不经意间，夫妇俩发现女儿的肚子无缘无故地大了起来，感到十分震惊和羞怒，便责问其女，此孽种到底是谁所为？女儿起初不敢招供男友是谁，因知其父秉性躁急凶猛，若说实话，男友必被打死，腹中胎儿也性命难保。但经一再苦逼，她突然想到父亲平常最尊敬白隐禅师，心想禅师慈悲，或能救命，估计父亲也不敢拿他怎样，于是就吞吞吐吐地说出了"白隐"二字。

其父母一听，怒不可遏，急奔寺中去找白隐，不问青红皂白，就把白隐痛打一顿，破口大骂："没想到你这个道貌岸然、禽兽不如的大骗子，原来是一匹披着羊皮的狼！你竟敢强奸我闺女，导致她怀上了你的孽种，你就等着吃苦果吧！"白隐禅师起初莫明其妙，后听这么一说，才明白一二。但他既没有生气，也没有辩解，在默默受尽对方的侮辱后，最后只是轻描淡写地回应了一句："就是这样吗？"

小孩呱呱落地以后，女孩的父母又怒气冲冲地把婴儿抱到寺院，当众丢给了白隐禅师，说："这就是你的孽种，还给你吧！"白隐慈悲心切，不忍见死不救，就默默地把婴儿抱过来抚养。这时白隐已名誉扫地，人人对他嗤之以鼻，皈依弟子们也纷纷离他而去，疏而远之。但他并没有介意，只是非常耐心地照顾孩子。他四处行乞，为婴儿求取所需奶水和生活用品。在遭到别人的白眼和羞辱时，不作任何澄清与辩解，总是泰然处之，仿佛是受托抚养别人的孩子一般。

在白隐禅师精心呵护下，孩子一天天健康而快乐地成长。那位未婚妈妈看见可爱的宝宝和可怜的禅师，再也忍受不了良心的谴责，终于老老实实地向父母吐露了真情：原来孩子的生父根本不是白隐禅师，而是一名在鱼市工作的青年。

女孩父母听了大惊失色，几乎晕了过去，怎么能冤枉师父，冤枉好人！他们带着女儿赶赴寺庙，跪在白隐禅师面前，痛哭流涕，哀求忏悔："我们真的万分愧疚，无地自容。请您宽宏大量，饶恕我们的罪过吧。我们今天来把孩子接回去，因为你不是这孩子的父亲。"

白隐禅师还是像当年那样不急不火，心如止水，他没有乘机训斥他们，只是在交还孩子的时候又心平气和地轻声说道："就是这样吗？"

这个故事说的是：许多时候，事情的真相并不像你想的那样。

在世俗世界，许多人本着"今朝有酒今朝醉"、"好好享受人生"的想法，沉迷于酒色、美食、玩乐……还有些人以改变世界为己任，以要有"担当"为人生格言，整天忙忙碌碌，认为这样做才是成功人士的表现，稍微闲一点心里就开始发慌。这就造成了一种社会现象："假装很忙"，明明没什么事了，可以休息一下，即使可以休息也要找点事情做，让自己像一台永动机一样飞速地运转。正所谓"拼命工作，拼命玩，然后拼命死去"。每当问他们是否考虑换种活法时，他们会用"竞争社会"、"现实如此"之类作答。

其实，从存在主义心理治疗的角度分析，每个人都有自己的"现实"，他们之所以拼命地玩和忙碌，是因为他们想逃避潜意识中的某些东西，如生命本身的无意义、人终有一死的必然性以及难以忍受的孤独，等等。这种逃避行为有如柏拉图在《理想国》中描述的那群人的行为：

有一群人世世代代住在一个洞穴里，从出生起就犹如囚徒，头颈和腿脚都被绑着，不能走动也不能转头，只能朝前看着洞穴后壁。他们的身后有一堆火，在火和囚徒之间有一堵矮墙，墙后有人手中拿着各色各样的假人或假兽，把它们高举过墙，让他们做出动作，这些人时而交谈，时而又不做声。这些囚徒只能看见投射在他们面前的洞壁上的影像。他们将这些影像当作真实的东西，而将回声当成影像所说的话。直到有一个囚徒偶然挣脱了锁链，移动脚步，转过头来，平生第一次见到了炫目的光亮。他克服了最初的刺眼的痛苦，走出洞穴，看到了阳光下真实的一切。他庆幸自己的解放，并怜悯自己的同胞，于是又义无反顾地回到了洞穴。他告诉自己的同胞："嘿，兄弟们，外面的世界不是你们看到的这样……"但是他的同胞却根本不相信他的话，认为他在胡言乱语，在关于幻觉和真理、偶像和原型的激烈争辩中，他被不断激怒的人群怀恨，并且最终被他们用乱棍打死。

在心理卫生科不时地会遇见一类性格敏感、想法偏执之人。有些人认为周围的人对自己不友好，会讲他坏话，甚至在他的饭菜里下毒；有些人怀疑配偶对自己不忠，就不时偷听配偶打/接电话，甚至到电信部门查看其通话记录；还有些人担心空气会传播细菌，就不敢去医院，甚至出门总是戴着口罩，衣物被人碰到就要清洗；有些人不仅不去餐馆吃饭，在家吃饭还不跟家人同一锅吃，而是自己戴着手套，不用案板，在空中切菜。严重者有如下文中丁太太的表现：

> 每当丁先生回到家，丁太太总有办法找到题材吵上一架。她是一位罕见的"女福尔摩斯"，从报纸上一组手抄的电话号码，就可以瞬间提出二十种可能。从外套上一根六公分长的头发，就可以使她相信展开全面秘密搜索的时机已到——从口袋到暗袋，从日记到行事历，从抽屉到垃圾桶，巨细靡遗，连丁先生对过账之后丢掉的统一发票，她都曾经发掘出一张中奖的。
>
> 这样的争吵持续了十年，有一天，她什么也找不到了，连一根头发丝也没有，她反而不再争吵，开始嚎啕大哭。
>
> 丁先生不知所措地望着她，讷讷地说："相信我，我只有你一个女人，你现在不是连一根头发也没有发现吗？为什么哭呢？"
>
> 丁太太大声嚎哭，然后说："我没想到你居然品味变得那么差，连秃头

的女人都要。"

　　……

　　类似丁太太的情况在精神病学中称为"妄想",他们总是不相信客观的东西,而只相信自己头脑中产生的感觉。程度轻一点的疑病症、强迫症也是如此。这类人是可怜的。他们两只眼睛紧紧盯着虚假的世界,把无限的快乐依附在有限的受体之中。他们不愿意去寻找洞穴的出口,却嘲笑那些看到过外面世界的人,他们是如此迷恋那些洞穴里的影子。用禅学术语说就是"痴"。

　　在治疗方面,许多时候,讲道理对这类来访者是不会有帮助的。正念修禅可以使他体验到生命的实相以及头脑中念头的欺骗性,只要假以时日,会慢慢产生效果。

　　下面借电影《奥赛罗》强调一下"认清事实"的重要性:

　　　　奥赛罗是威尼斯公国一员勇将。他与元老的女儿苔丝狄梦娜相爱。因为两人年纪相差太多,婚事未被准许。两人只好私下成婚。奥赛罗手下有一个阴险的旗官伊阿古,一心想除掉奥赛罗。他先是向元老告密,不料却促成了两人的婚事。他又挑拨奥赛罗与苔丝狄梦娜的感情,说另一名副将凯西奥与苔丝狄梦娜关系不同寻常,并伪造了所谓定情信物等。奥赛罗信以为真,在愤怒中掐死了自己的妻子。当他得知真相后,悔恨之余拔剑自刎,倒在了苔丝狄梦娜身边。

　　需要注意的是,本文所讨论的"认清事实"无关于我们俗语中的"认清形势"。因为,前者是探求真理,是哲学家、心理学家追求的东西;后者是一种政治术语。

适当幽默

心灵就是自己的居所，在其内能使地狱变成天堂，天堂变成地狱。

——弥尔顿

石头希迁问一位刚来的僧人："从哪里来？""从江西来。"

"有见马祖大师吗？""有。"

石头指着一块木柴问他："为什么马祖很像这块木头？"

僧人脑筋打结，想了半天也弄不明白马祖跟这块木头有什么关系，又回到江西把这件事告诉马祖。

马祖看他一脸茫然的神情，不觉好笑，就问他："那块木头有多大？"

僧人说："蛮大一块的。"

马祖说："你蛮有力气的。"

僧人的脑筋又开始打结了，跟他力气有什么关系呢？

马祖接着说："你老远从南岳背来一块木头，这不是很有力气吗？"

文中的僧人似乎毫无幽默感，所以无法理解两位禅师的幽默。

在禅学中，到处可见禅师们用幽默的方法去教育学人。例如：

有人问："达摩面壁九年，到底是为什么？"

永禅师答："因为睡不着。"

有个和尚问："释迦拈花，迦叶笑个什么？"

大宁禅师答："只是忍不住笑。"

就这样，禅师们让学人逐渐地开悟了。

爱德华·德博诺曾提出："幽默是人类智力最意味深长的表达。"德国"桥梁和拐杖"社团有一句名言："幽默是一种将人和事物亲切地容纳进生活的方式，每个人都有幽默的权利。"

概括一下有关幽默的价值，它至少具有如下 5 种：

（1）幽默，是一种能力——超凡脱俗，标新立异；

（2）幽默，是一种努力——超越生活现实，打开新的可能性，去接触并理解环境；

（3）幽默，是抵抗专制的最佳防护，是无权势者手中的工具，用于抵制高高在上、掌握众人生杀大权的一言堂；

（4）幽默，是促使我们过真实生活的手段之一；

（5）幽默，还能庇护我们从生活的喧嚣中抽身，去感受喜乐。

可以说，如果没有幽默，生活就会像一路行驶的四轮车，没有弹力垫保护，会在途中被碎石瓦砾卡住。

培养幽默对我们国人显得尤其重要。因为，在中国只有"搞笑"、"寻开心"、"耍嘴皮子"，但没有幽默。正如鲁迅先生所提出："'幽默'既非国产，中国人也不是长于'幽默'的人民。"

心理障碍患者更是缺乏幽默感。例如，如果医生告诉失眠症者要控制在床上的时间，白天适当地参加劳动，他就会回答："只要能睡好，我就会去工作。"当医生说："这样整天躺在床上，跟等死有什么区别呢？"他会回答："作为医生，你怎么能说出这样的话呢？怎么一点同情心都没有呢？"

作者在心理咨询工作中不时地运用禅师们的育人方法，有些来访者不习惯，显得很茫然。但如果运用得当，会有比较好的效果。曾有一位来访者在治疗结束后透露出了当时的秘密：

医生，我本来就因为担心身体健康、害怕生病找你治疗的，你不仅不安慰我，还告诉我："人生的终点就是死亡"、"死亡随时可能会发生"。我当时真想去投诉你。有几次从你这里做完咨询，回家后心里感到有些空落落的。你不知道我在看完电影《生之欲》之后是多么的害怕。不过现在想起来还得好好谢谢你，要不是你让我学会跟生命去幽默，我现在可能还是那么古板呢！

存在主义心理学家弗兰克尔可谓是运用幽默治疗心理障碍的大师，他创造的"矛盾意向疗法"即是运用幽默治疗心理障碍的典范。下面这一则案例选自他的《活出生命的意义》一书：

一名年轻的医生由于害怕出汗前来咨询。他只要一想到会出汗，马上就会大汗淋漓。为了切断这种恶性循环，我建议他在将要出汗时下决心让大家看看他是多么能出汗。一个星期后，他又来告诉我，只要他遇到了引发他预期焦虑的人，他就对自己说："以前我只出过1公斤的汗，这次我至少要在他面前出上10公斤的汗！"结果，遭受这种恐惧症折磨四年之久的他只用了一个疗程也就是一周的时间，就彻底摆脱了这种病症。

弗兰克尔进一步描述道：

这种过程实际是逆转患者心态的过程，即以相反的愿望取代原来的害怕。这样的治疗有效地降低了焦虑之帆上的风力。

不过，这样的治疗过程必须借助于人类特有的幽默感中的自我审视能力。运用意义疗法中"矛盾意向法"的治疗手段激活了这种基本的自我审视能力。同时，患者也就能够使自己远远地审视自己的神经官能症状。戈登·W.奥尔波特在《个人与宗教》一书中说："学会自嘲的神经官能症患者可能因学会了自我管理从而治愈。"说的就是这个意思。矛盾意念法正是奥尔波特主张的经验验证和临床应用。

下面借电影《美丽人生》再来强调一下"幽默"的意义：

1939年，第二次世界大战的阴云笼罩着整个意大利。圭多是一个外表看似笨拙，但心地善良憨厚而且生性幽默的犹太青年，对生活充满了美好的向往。多拉是某学校的教师。有一天，从罗马来的督学要到学校视察。圭多得知后，竟冒充督学来到多拉所在学校视察。校长热情地接待他，为取悦多拉，引起多拉的注意，圭多索性跳上讲台施展起喜剧演员的才华，惹得学生开怀大笑，令校长和教师瞠目结舌。

……

在被抓到惨无人道的集中营里之后，他的儿子约书华感到了害怕，吵着要回家，要吃蛋糕，圭多在儿子面前仍旧是一副和蔼的笑脸，他用神秘而又滑稽的口吻对约书华描述着："我们大家被召集到这里是为了做一个游戏，这个游戏的规则是，不许哭，不许要点心，见到穿制服的人要马上躲起来，谁能取得最后的胜利，谁将得到最后的奖品。奖品是一辆坦克，真正的坦克！"他夸张的表情同样幽默搞笑。

……

当解放来临之际，一天深夜，纳粹准备逃走，圭多将儿子藏在一个铁柜里，千叮咛万嘱咐地叫约叔华不要出来，否则得不到坦克。他打算趁乱到女牢去找妻子多拉，但不幸的是他被纳粹发现。当纳粹押着圭多经过约书华的铁柜时，他还乐观地、大步地走去，暗示儿子不要出来，但不久，就听见一声枪响，历经磨难的圭多惨死在纳粹的枪口下。

天亮了，约书华从铁柜里爬出来，站在院子里，这时一辆真的坦克隆隆地开到他的面前，上面下来一个美军士兵，将他抱上坦克。

最后，约书华母子团聚。

顺应自然规律

万物都有其自然的发展趋势，无论它真实的内在核心会发展成什么样，这种趋势都是人为干涉不了的。我们所能做的一切，就是向它看齐，它想发生什么就让它自然地发生，我们付出努力只是参与、帮助它发生。

——大卫·里秋

三伏天，寺院里的草地枯黄了一大片，很难看。

小和尚看不过去，对师傅说："师傅，快撒点种子吧！"

师傅曰："不着急，随时。"

种子到手了，师傅对小和尚说："去种吧。"不料，一阵风起，撒下去不少，也吹走不少。

小和尚着急地对师傅说："师傅，好多种子都被吹飞了。"

师傅说："没关系，吹走的净是空的，撒下去也发不了芽，随性。"

刚撒完种子，这时飞来几只小鸟，在土里一阵刨食。小和尚急着对小鸟连轰带赶，然后向师傅报告说："糟了，种子都被鸟吃了。"

师傅说："急什么，种子多着呢，吃不完，随遇。"

半夜，一阵狂风暴雨。小和尚来到师傅房间带着哭腔对师傅说："这下全完了，种子都被雨水冲走了。"

师傅答："冲就冲吧，冲到哪儿都是发芽，随缘。"

几天过去了，昔日光秃秃的地上长出了许多新绿，连没有播种到的地方也有小苗探出了头。小和尚高兴地说："师傅，快来看呐，都长出来了。"

师傅却依然平静如昔地说："应该是这样吧，随喜。"

文中的师傅自始至终在强调"顺应自然规律"的重要性。

我们许多现代人的行事方式正与此相反。大部分人似乎都已习惯"设定目标——制订计划——走向成功"的路线，仿佛只要拥有一个伟大的目标和一套十分具体的计划，我们想要的成功就一定会来，好像你想要的任何结果都是人的订制一样。在这样的思维模式下，许多荒唐事就不断地在各地上演。即使是进入了 21 世纪的现在，这种现象依然存在。例如，媒体上曾报道过某地给每村下达精神病人指标，许多单位给各个科室下达考核 C 等级（基本合格）、D 等级（不合格）指标，甚至还有些单位给各个科室规定不良事件的指标。

但是，这种不尊重自然规律的行为不仅无益，反而只会加重不诚信行为和谎言。例如，一项管理学实验表明，如果让被试者进行字母游戏，然后匿名报告自己的进展，那些制定明确目标任务的人撒谎现象远远多于那些得到指示只是尽力而为的人。荣格曾经如此告诫那些靠规划来生活的人群：

> ……简朴而顺其自然。你无须预测，但是能够回顾。世界上并没有"如何"来生活，我们只是每天生活着……然而，你似乎很难不变得复杂，很难去做手边简单的事情……所以，从你自尊的高峰降下来吧，倾听自己最基本的感受。这就是你的路。

莫言曾经写了篇《悠着点，慢着点——贫富与欲望漫谈》来强调顺应自然规律的重要性，下文是其中的部分内容：

> 一百多年前，中国的先进知识分子曾提出科技救国的口号；三十多年前，中国的政治家提出科技兴国的口号。但时至今日，我感到人类面临着的最大危险，就是日益先进的科技与日益膨胀的人类贪欲的结合。在人类贪婪欲望的刺激下，科技的发展已经背离了为人类的健康需求服务的正常轨道，而是在利润的驱动下疯狂发展以满足人类的——其实是少数富贵者的病态需求。人类正在疯狂地向地球索取。我们把地球钻得千疮百孔，我们污染了河流、海洋和空气，我们拥挤在一起，用钢筋和水泥筑起稀奇古怪的建筑，将这样的场所美其名曰城市，我们在这样的城市里放纵着自己

的欲望，制造着永难消解的垃圾。

……

　　我们应该用我们的文学作品向人们传达许多最基本的道理：譬如房子是盖了住的，不是用来炒的；如果房子盖了不住，那房子就不是房子。我们要让人们记起来，在人类没有发明空调之前，热死的人并不比现在多。在人类没有发明电灯前，近视眼远比现在少。在没有电视前，人们的业余时间照样很丰富。有了网络后，人们的头脑里并没有比从前储存更多的有用信息；没有网络前，傻瓜似乎比现在少。我们要通过文学作品让人们知道，交通的便捷使人们失去了旅游的快乐，通讯的快捷使人们失去了通信的幸福，食物的过剩使人们失去了吃的滋味，性的易得使人们失去恋爱的能力。我们要通过文学作品告诉人们，没有必要用那么快的速度发展，没有必要让动物和植物长得那么快，因为动物和植物长得快了就不好吃，就没有营养，就含有激素和其他毒药。我们要通过文学作品告诉人们，在资本、贪欲、权势刺激下的科学的病态发展，已经使人类生活丧失了许多情趣且充满了危机，我们要通过文学作品告诉人们，悠着点，慢着点，十分聪明用五分，留下五分给子孙。

　　有心理卫生科临床经验的人都会同意，几乎所有心理障碍均与不尊重自然规律有关。例如：

　　（1）头脑中的念头有如波浪，它的来来去去本来是非常自然的现象。而焦虑症和强迫症的来访者往往认为，这些念头太令人难受了，必须控制它。结果是越压制念头越多，越逃避恐惧的场所自由空间越小。

　　（2）诗人鲁米说："人是一间客房，每天早晨都有新来的客人，快乐、沮丧、卑鄙，一些瞬间的意识就像一个不曾预料的客人那样来了，欢迎并且招待所有的人！"而许多心理障碍的来访者的口头禅是"只要快乐就好"，他们往往以"情绪"作为衡量好坏的标准。

　　（3）身体的许多症状或不适可能只是"与整饰性邀请有关的小恙"，与动物经常自己或同伴间相互整理、清洁皮毛的行为类似。但对疑病症、健康焦虑、强迫症患者来说，这些症状必定与身体某处的重大疾病有关。他们的口头禅是"只要身体健康就好"，他们往往以"症状"为衡量好坏的标准。结果陷入了"精神交互作用"和"注意力固着"的状态：他们被封闭在主观世界中，由于不断地自我暗示，注意力越来越集中在症状上，导致症状固着，苦恼也随之加剧。

（4）睡眠不是由意识控制的。但许多失眠症患者（尤其入睡困难者）太过强调睡眠的时间，晚上一到平时睡觉时间，不管有无睡意都去睡觉，如果睡不着就着急，反复看时间，第二天会根据前一晚的睡眠时间进行补觉。结果也出现了"精神交互作用"和"注意力固着"的状态。

相应地，在心理治疗领域，顺应自然规律是一项重要的治疗原则。有心理科临床经验的人都知道，当症状出现时，越想努力克服，就会使自己内心冲突越严重，苦恼更甚，症状就越顽固。我们唯一能做的是"接纳"症状，允许症状存在，然后是"忍受痛苦，为所当为"，像健康人一样带着症状生活，把原来集中于自身的精神能量投向外部世界，在行动中体验自信与成功的喜悦。这样，症状就会慢慢淡化，甚至消失。具体一点说：

（1）只要你允许头脑中不想要的念头存在，既不想消灭它，也不去逃避它，只是像电影《千与千寻》中的小女孩千寻对待无脸男那样地对待头脑中的念头，那么，要不了多久，你就会与这些念头和平相处。

（2）只要你允许负性情绪存在，但不认同它，把"我抑郁了"、"我焦虑了"换成"我染上了抑郁症"、"我染上了焦虑症"，然后带着令自己不舒服的感觉投身生活，创造自己的生命意义，那么，在不久的将来，你或许还会感谢曾经的负性情绪。因为它使你的心灵得到了成长。

（3）只要你允许自己减少睡眠时间，让自己在没有睡意时不到床上去，允许自己在睡不着时做些与睡觉无关的事，那么总有一天，你的睡眠会变得自然。我们心理卫生科－睡眠障碍门诊的墙上贴的警句是"许多失眠者对于睡眠的态度，就像臣子对待君主一样，费尽心机，只求博君一笑。遗憾的是，帝王的喜怒实非臣子所能左右，唯有将对方拉下神坛，使之成为普通大众的一员，双方才有可能实现真正的持久和谐！"

下面是两位失眠患者在接受"禅疗"后留在作者QQ上的内容：

（1）"包医生，现在我的心情已经有了很大的改善，感觉舒畅了很多，现在也不去想睡觉的事了，虽然没以前睡眠那么好，但是现在我能睡觉了。不管能否睡着，我现在每天在床上的时间不会超过7个小时，我的生活习惯已经改变了！现在你也许想不到，我已去我爸所在的煤矿里干活了，也不怎么关注我的睡眠了。"

（2）"包医生，听了您'饥来吃饭，困来即眠'以及'不饥不食，不困不眠'的理论之后，这几天我抱着不怕失眠的心理，结果这几天睡眠好起来了，昨晚还睡了七个小时，谢谢您，另外，您的'禅疗'、'存在主义疗法'应该多多推广，让更多的患者受益"。

探索生命高于治病

疾病是人的本质，它唯一的目标就是使我们变得完整。当我们重新学习症状的语言，听它说话，就能了解我们缺乏什么，进而转化疾病，迈向疗愈的道路。

——托瓦尔特·德特雷福仁

僧人问："我全身都是病，请师父帮我医治。"

曹山本寂说："不！我不医。"

僧人说："你为什么不医？"

曹山说："要教你求生不得，求死不能！"

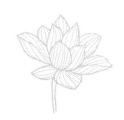

在禅师眼中，"病由心造"。在遇到通身是病的人，禅师们往往会说："把病拿出来，我就帮你医治。"用这种方法使学人警觉到原来病体是空无幻有的。曹山在这里说的"要教你求生不得，求死不能"也有这层意思。除此之外，曹山还有一层意思是：看来你活得太空虚、无聊了，"生命无常"，干吗不去从事些对生命有意义的事呢？换句话说就是，探索生命高于治病。正如下面这则禅学故事所示，病僧在了悟"空性"之后就不为病痛烦恼了。

叶县归省去将息寮探望生病的僧人，病僧乘机问："和尚！如果四大本性空寂，为什么我还会生病呢？"

归省说："病就从你想问这个问题而来。"

病僧听了，有几分被打动，忍不住喘气，一会儿又问："如果连问都不想问呢？"

归省说："那就可以放下不管，永远安住于空性。"

病僧惊喜地喊了一声："啊！"就过世了。

众所周知，生病不仅仅是基因的问题，糟糕的环境、无序的作息也可以让人生病。在身心灵疗愈系统中，生病被看作是身体的象征性表达。病痛是一种信号，提醒我们内心深处存在某些有待和解的"结"或"欲望"。

分析心理学家荣格曾指出导致癌症的心理原因，他在一封写给表哥的信中写道："我曾见过一些癌症爆发的病人。他们在成为一个人的过程中的某些关键时刻受到阻碍，或不能跨越障碍……人们必须启动内心成长的过程，否则，这个发自内心的创意活动就无法自然地展现出来，结果只能是致命的。"在某种意义上可以说，荣格有关生病的心理学解释道出了真言。托瓦尔特·德特雷福仁说得更为具体，他在《疾病心理学》中提出了"疾病反映我们的行为"的观点：

癌症这种疾病表现当代集体的处境，在我们身体中进行的癌症，正是我们在生活中所做的事。我们这个时代的特征就是轻率地扩张，促进自己的利益，我们无情地把自己的利益和目标推升到极限，在这里在那里，在每一个地方建立自己的利益（转移），表现得好像只有我们自己的理念和目标才最重要，操纵其他人来满足自己的利益（寄生状态）。

我们的整个理由和癌细胞完全一样，如此快速，成功的扩张也使我们遇到供给不足的问题。我们的通讯扩及全球，却无法和自己的邻居伙伴沟通；我们有休闲时间却不知道做什么；我们生产并破坏食物，只是为了操纵价格；我们到全世界旅游却还不认识自己。我们工作研究实验为了什么呢？为了进步。进步为了什么？更进步。人类正走在没有目的地的旅途上，为了避免绝望而一直设定新的目标。当代人类就像癌细胞一样的盲目短视，为了经济，我们把环境当成培养基和宿主，却"惊讶地"发现宿主的死亡也是人类的死亡。

有这种行为的我们，还有什么脸来抱怨癌症呢！癌症所做的只是反映我们的行为、我们的理由以及我们的结局。

问题不在于克服癌症，而在于认识癌症，好从中学会认识自己。如果我们得了癌症，是因为我们就是癌症。

台州医院心理卫生科近年来开展了癌症病人的"禅疗"。我们的焦点并不是通过心理治疗和理解来治愈癌症，也没有灵丹妙药可提供给来访者，而是通过对生命的探索，促使来访者去发现生病、受苦乃至死亡对于他的真实意义，实现与他人、环境和内心深处另一个自己"和解"，妥善处理生命中的未竟之事。

许多刚开始参加疗愈的人对此感到不理解。我们就会告诉他说："如果你是来这里寻求治愈疾病的方法，你会失望，因为你的生命没有固定的药方。你在这里能做的是跟大家一起去探索生命中曾被忽视的东西。"对于患有疾病、希望得到神奇疗法来化解病症的人，听到这些话是非常受打击的。

然而，随着"禅疗"的进行，那些能够坚持下来，能够对自己的生命采取探索态度的人，往往会对自己的生命与状况有不一样的感觉。许多来访者开始学会把注意力从固着在病症的状态转变成对生命和创意的兴趣。在这种情况下，由于应激的解除，他们的疾病就会变得比较没有破坏性，有些时候，出现了惊人的状况，疾病似乎不见了。即使症状仍然存在，他甚至不断地在向死亡迈进，但他们的生命品质提升了，能优雅地面对自己的生命与所爱的人。正如伊丽莎白·库布勒–罗斯所论述的：

> 如果你坐在美丽的花园里，等着别人递给你银盘细餐，你就不会成长。生病、痛苦、经历丧失，都在孕育成长。如果你不像鸵鸟那样把头埋在沙土里，而是学着承受并接受痛苦；如果你不把痛苦当作诅咒和惩罚，而是当作"天降大任于斯人"的礼物，你就会成长。

从哲学意义上说，生命是运动的一种形式，是各种运动形式中的一种，它遵循事物的一般规律。当这种运动按照其所遵循的规律在和谐中运动时，这时所呈现出的状态就是健康。而这种和谐因各种因素被破坏，这时生命运动呈现出的异常变化就是疾病。因此，在生病的时候，即使患有"绝症"，也不可放弃对生命的探讨和希望。这也正是著名的《潘多拉的故事》要告诉我们的：

潘多拉随身带着一个装有秘密的盒子，但她被告知不能打开这个东西。可是有一天，她实在忍不住，就不顾埃庇米修斯的警告，掀开了盒盖。盖子一打开，装在盒子里面的疾病、痛苦等许许多多麻烦便立刻逃了出来，跑到了这个世界上。人类已知的所有疾病马上四处蔓延，影响人们关系的仇恨和敌意也四处传播。对于自己放出的这些东西，潘多拉感到心烦意乱，所以她马上捂上了盖子。这时她想起来，盒子里还剩下一个东西没被放出来，而且可以把它安全地留在盒子里。这样就可以永久为人类所保存并依赖。当面对人类的邪恶时，人们便可借助这仅仅剩下的品质。我们人类最后仅存的、非常重要的可支配财产就是：希望。正是这个礼物使得人类即使在困苦的情况下仍能让生活变得有意义。希望让我们忍受各种命运，不管命运多么困苦、艰难。

下面借电影《潜水钟与蝴蝶》再来强调一下"探索生命高于治病"：

　　1995 年 12 月 8 日，曾经开朗、健谈、喜欢旅游、讲究美食和生活的让·多米尼克·鲍比，由于突发性脑血管疾病陷入"闭锁综合征"，身体机能遭到严重损坏。他不能活动身体，不能说话，不能自主呼吸。在他几乎完全丧失运动机能的躯体上，只有一只眼睛可以活动，这只眼睛是他清醒的意识与这个世界唯一的联系工具。他还用这只眼睛"写"了一本书——《潜水钟和蝴蝶》，他每天都在回忆过去那些欢乐的日子，在脑海的深处做着旅行，这旅程无边无际、无比精彩、更无法用言语形容。

需要注意的是，本文所探讨的"探索生命高于治病"，并不是要你放弃疾病的正规治疗，而是建议你在规范治疗疾病的同时，探索疾病背后的意义，尽力去完成生命中未竟的事。

体验比思考重要

没有艺术、宗教、梦想的独立目标理性，必定会摧毁我们的生活。

——格雷戈里·贝特森

  鼓山神晏有一天参访雪峰义存，雪峰慧眼独具，看出他的开悟因缘成熟了，忽然冷不防地站起来用手抓紧他说："到底禅师悟的是什么！"

  瞬间，神晏豁然开朗，完全停止思维运作，脑海中毫无一丝杂念，唯有一片智慧光明！他只能向雪峰摇摇手，表达："师父！我找到了！"

  过了一会儿，雪峰考他："你明白什么道理？"

  神晏豪气地说："有什么道理可明白呢？"

  雪峰明白他已经开悟，拍拍他表示印可，世间从此又多了一个逍遥自在人。

  这是一个开悟瞬间的真实记载。开悟瞬间，人的身心会产生微妙的变化：在呼吸上会气离出入，也就是"暂时停止呼吸"；在头脑中，会无想无念，也就是"没有一丝杂念沾上心头"。简单地说，神晏的"二元认知"的思维模式已被打破，达到了主观和客观统一的状态。

  所谓二元认知模式，即主观和客观对立的认知模式，在观察或思考一个事物时，存在两方，一方是认知者，另一方是被认知者，各自都是独立的个体，都具备其独立的属性，两者在本质上是相分离、相区别的。与之相对的是非二元的认知模式，在这种模式下，认知者和被认知者是融为一体的，并无主客之分。非二元的认知模式又被称作"亲证"的认知模式，即必须通过认知者亲身体验才能够做到。这里要强调的是，体验与思维是不同的，人类往往习惯于思维，对事物进行归纳总结、分析，而有些事物是无法通过分析进行彻底认识的，必须通过体验才能得到正确的认知。

举个例子，对于一道佳肴，你如果从外部进行认知，大致可以得出这样的结论：这道菜由百合、肉片……组成，配料有盐、芝麻油、味精。或者换一个角度，我们可以说其组成成分有植物纤维、蛋白质……这就是典型的二元认知的模式，在这个认知过程中，认知者就是你自己，放在你面前的这道菜就是被认知者，两种是独立的事物，没有任何交集。然而，无论采用什么样的观察方法或仪器对这道菜进行检验，你也无法知道这道菜到底是什么味道。如果想要知道这道菜是什么味道，该怎么办？显而易见，你只要亲口品尝一下就可以！在你品尝的过程中，答案自然就会出现，当然，你可以用各种词汇对其进行描绘，比如香甜、细嫩、可口……但请注意，不论采用什么词语，对于从未品尝过这道菜的人而言，都是无法确切地知道这道菜的味道的。在你品尝这道菜的时候，品尝者本身的体验就是非二元的认知，确切地说是非二元的感受，此时，你和这道菜是融为一体的，没有彼此之分，你不再是谈论它、分析它、思考它，而是在感受、在体验，只有通过这种方式你才能够真正体会这道菜的味道。就在当下，所有外在的描绘都是无力的，都是不够准确的，唯一准确的就是你此时此刻的体验！

因此，在禅学中，所有训练的目的就围绕着打破"二元认知"的思维模式，让人放下"理性思考"，去体验生命和生活的真实性。所以，当雪峰禅师问他："你明白什么道理？"神晏豪气万丈地说："有什么道理可以明白？"中国古老的寓言《叶公好龙》也说明了亲自体验的重要性：

> 春秋时期，楚国叶地诸侯子弟沈诸梁自称叶公，他特别喜欢龙，他的屋梁、柱子、门窗及所有家具甚至连衣服上都雕刻或绣制龙的图案。天上的真龙得知后，专程去探望叶公，从窗户上探进头去。叶公一见真龙，吓得魂不附体，连忙逃跑。原来他并不是真正喜欢龙。他爱的是假龙，怕的是真龙。这个成语比喻表面上爱好某一事物，实际上并不是真正爱好它，甚至是畏惧它。

事实也是如此，许多事情是没有道理的，只是纯然的感受，一有道理，就"死了"！如同一朵不知名的花，你感到它的色泽、花形非常美，这就够了，倘若再动念去思索花儿美在哪里，你就杀死美了！当你纯然感受花的美时，你与花是一体的，两者之间没有距离。当你思索、分析这份美，你与花各自为独立的个体，你只能解剖美的尸体，而不能美在当下。正如下面这个故事所示：

有一个寻求智慧的人，花了三个星期爬上了一座高耸陡峭的高山，他在山顶找到一位智慧的长者。他问智者："如何能使我的生命更快乐？"智者回答："首先，下次你要来这里的时候，绕到山的另一面搭缆车上来。"

从我们人类的文明史也可以看出，随着理性思维的发展，艺术、神话、诗歌等逐渐消失殆尽，人们的体验能力越来越弱，各种心理障碍、灵魂痛苦也越来越多。

有精神/心理卫生科临床经验的人都知道，跟强迫症、恐惧症等心理障碍者讲道理是没有多大帮助的，治疗师必须设法让其体验到症状背后的那份感受。下面是一位焦虑症来访者的乘车体验：

该来访者系28岁的女性，她平时做事小心谨慎，不敢坐公共汽车，有时甚至连老公开的车都不敢坐。因为在车上经常会出现头痛、心慌、呼吸困难等症状，许多时候没上车时头脑就出现诸如"你不能坐车的"、"坐车会出危险的"、"你等下要头痛"之类的念头。来访者多次在就诊时保证得挺好，说一定要去实行脱敏治疗，克服恐惧，但到了具体操作之前，又打退堂鼓了。后来在明白自己症状的背后是"死亡恐惧"后，同意了"人生是一场冒险旅行"的说法，就心甘情愿地去"实地"接受"死亡体验"。事后，她告诉医生："我终于体验到你说的'放浪形骸'的含义了。"

国外有部电影名字就叫《棺材》，让痛苦的人去卧在棺材里，体验那种状态，许多经历过的人就会获得新生。作者最近会诊的患者也经历了类似的体验：

该来访者因家里的煤气发生故障导致全身75%被烧伤，经过外科医生的积极救护，烧伤面积缩小到15%左右。但是开始出现恐惧、呼吸急促、心慌、失眠、烦躁等症状，数次心理卫生科会诊，考虑应激障碍，暂缓药物干预，先行心理治疗。经过学习渐进性放松练习、呼吸管理、认知治疗等干预，症状依然波动较大。这时由于医院电路改造，烧伤科要出现短期的停电，出于安全考虑，把该患者转到了ICU（重症监护病房），在ICU那晚，该患者出现极度恐惧与烦躁，医生临时给予"镇静"治疗。第二天，该患者转回了烧伤科病房，他的状况出现了180度的转变，已经没有了焦虑，说："我已是真正死过的人了，现在没什么好怕的了，多活一天就好好感受一天吧。"

从存在主义心理治疗的角度说，这位患者经历"濒临死亡"，让自己碰触到了"自身存在的根本"：正如下面这则对话内容所呈现的：

六祖惠能说："大沙门者，具三千威仪，八万细行。大德自何方来，生大我慢？"

永嘉玄觉答："生死事大，无常迅速。"

六祖惠能说："何不体取无生，了无速乎？"

永嘉玄觉答："体即无生，了本无速。"

六祖惠能说："如是，如是。"

文中六祖惠能针对永嘉玄觉的"生死事大，无常迅速"，要求其不要管生和死，而去体验不生不死。我们在"禅疗"中所进行的"无选择觉知"即来源于此，让来访者学会开放性地对待自己头脑中产生的任何内容（如声音、思想、身体感觉、感受或呼吸），从而体验自己的存在。

下面再借庄子《秋水》里的内容强调一下"体验"的重要性：

庄子和惠子一起在濠水的桥上游玩。庄子说："鲦鱼在河水中游得多么悠闲自得，这是鱼的快乐啊。"

惠子说:"你又不是鱼,怎么知道鱼是快乐的呢?"

庄子说:"你又不是我,你哪里知道我不知道鱼是快乐的呢?"

惠子说:"我不是你,固然不知道你;你本来就不是鱼,你不知道鱼的快乐,这是可以完全确定的!"

庄子说:"请从我们最初的话题说起。你说'你哪里知道鱼快乐'的话,你已经知道我知道鱼快乐而问我。我是在濠水的桥上知道的。"

天人合一的状态是存在的

少了超越和超个人，我们就会生病、充满暴力、感到虚无，或是没有希望和缺乏感情。我们需要某种"比我们更大"的东西来敬畏，并把自己交托给全新的自然主义、经验主义和非礼拜仪式的感觉。

——马斯洛

夏季，窗外小雨淅淅沥沥地下着。镜清禅师在闭目打坐，徒弟也在旁边禅修。徒弟多年禅修却怎么也没有个入处，禅师也很着急。突然，禅师问道："外面是什么声音？"弟子答："雨声。"禅师摇头："不是，不是。"弟子一头雾水，禅师说："参！"许久，弟子仍不明所以。无奈，禅师开示说："我就是雨声！"

镜清禅师的意思是：宇宙是一个整体，天人是合一的。可惜弟子始终无法打破"我"与"非我"的界限。

"我是谁？"这个古老的命题从古至今不知有多少人为之感到困惑，在求索的道路上存在着各种不同层次的思考。大体上可以分为以下几种观点：第一种观点认为"我"包涵了身体和心智两个部分，即"身"和"心"。这种观点划分自我的界限是身体的皮肤，皮肤之外的世界都是"非我"，比如车子、房子、衣服……第二种观点认为身体只是心智的附庸，常见的表达是"我拥有一个健康 / 糟糕的身体"，圣·弗朗西斯把自己的身体称为"可怜的蠢驴兄弟"，我们不少人也有这样的感觉：我们只是在驾驭自己的身体，就像骑一头驴或开一辆汽车一样。这种观点其实是在身体和心智之间划分了一道"三八线"。

除了上述两种观点，还有第三种观点，他们进一步在心智内部进行了划分，把心智划分为好的和坏的、崇高的和卑微的、喜欢的和厌恶的……具体的划分方式不可胜数。人们往往只认同一部分自己喜欢的心智，比如一个人在描述自己的时候会说："我是一个积极乐观的人"，在说这句话的时候，是在积极乐观和消极悲观之间划了一道界限。事实上，人是具有各种心智的，而且不同心智之间往往是相互依存的，只不过我们人为地作了取舍，表现出的结果不同而已。正如荣格所言："每个人都有他的阴影，这阴影越是较少地体现在个人的意识生活中，便越是黑暗和浓重。如果一种自卑被自觉意识到了，那么它就有机会得到纠正。"以勇敢和害怕为例，有句话叫作："真正的勇敢，是在感到害怕的时候还要继续前行。"没有害怕，就无所谓勇敢，同样，没有了勇敢，也无所谓害怕，就如同光明永远是和黑暗同时存在一样。

不难发现，当我们对"我"进行定义时，都是在特定的事物之间进行了区分，划了一道分界线，选取了一部分作为"我"。第一种观点在身体和外界之间划了一道分界线，第二种观点在身体和心智之间划了一道分界线，第三种观点则在心智内部之间划了一道分界线。随着选取的界限不同，"我"的范围也在逐渐发生着改变：当我们把心智内部的分界线擦掉之后，"我"就变成了完整的心智；当我们把身体和心智之间的分界线擦掉之后，"我"就变成了完整的身体和心智的共同体。既然界限的划分是可以改变的，那么，是否存在这样一种情况，我们把身体和外界之间的界限去除掉，"我"又会变成什么呢？

美国超个人哲学家和心理学家肯·威尔伯为这个问题提供了答案，他在《意识光谱》中把"意识"分为四个层次：

（1）意识

它的对立面是无意识，或者阴影。神经症病人就活在这一层次，他们的特点是跟自己过不去，就是自我和阴影、意识和无意识的对抗。

（2）自我

是意识和无意识的统一，等于"心理"，其对立面是身体。有的人想得很多、做得很少，或者"大脑"（思维）和"心"（感受）不统一，也就是心与身存在对抗。我们一般的"健康"人往往活在这一层次。

（3）存在

是心（自我）和身的统一，等于"人"，其对立面是他人（超个人）和非人

（物质世界、生态环境），涉及生和死、时间和空间。许多处于禅修过程但尚未悟道的人往往处于这一层次。

（4）大心境界

是人和环境（宇宙）的统一，没有对立面，没有二元对立，没有时间和空间，不生不灭。这是悟道者的境界。

这听起来似乎有些不可思议，如果把身体和外界的界限去除，那么"我"还是我吗？这样一来，我和外界不就是一个整体了吗？这怎么可能，简直太荒唐了！

但事实上，确实有些人把这条分界线给擦掉了。换句话说，天人合一的状态是存在的。德国作家埃哈特·托利就有这样的经历，他在《当下的力量》中写道：

> 我三十岁之前的生命，处在一个持续性的焦虑状态，其间穿插着自杀性的沮丧。现在旧事重提，给我恍如隔世或是好像在谈论别人生平的感觉。
>
> 过完二十九岁生日很长一段时间之后，有一天的凌晨时分，我在一阵极端的恐惧之中惊醒过来。我曾经有过多次类似惊醒的感觉，不过这一次感觉最为强烈。黑夜的死寂，暗室中家具模糊的轮廓，远方传来的火车噪音——这一切让我感觉格外的疏离、敌意，而且了无生趣。我对世界升起了一股很深的厌离之情。其中最令我厌恶难耐的是我自己的存在。活着承受着这悲苦的重担，意义何在？持续这永无止境的挣扎，又是何苦？一股从心底深处升起的对虚空和不存在的渴求，强烈地压过了我想继续存活下去的本能。
>
> "我活不下去了，我受不了我自己。"这个念头不断地在我的脑海里盘旋。然后，我突然觉察到这个念头的奇特之处。"我究竟是一个还是两个？如果我受不了我自己，那么必然有两个我在：就是'我'和我所受不了的'我自己'。"也许，我这么想着，"他们之中只有一个才是真的吧。"
>
> 这一番奇特的体悟，把我震得万念俱空。我完全处于意识之中，可是却没有了思想。接着我感觉自己被卷入一股能量的涡流里。涡流的速度由慢开始加速。我陷入强烈的恐惧之中，整个身体开始震动。我听到一个好

像来自我胸腔内的声音说"不要抗拒"。我可以感觉自己被吸进一个虚空里。而这个虚空，感觉上是在我的内在而非来自外界。突然之间，恐惧消失了，我让自己掉进这个虚空里。这之后所发生的事，我都不太记得了。

第二天，我被窗外的鸟叫声唤醒。这样的声音是我以前从来没有听过的。我的眼睛还是闭着，可是我却看到了一颗宝石的影像。是的，如果连一颗宝石都能发出声音，那么它就该是如此。我睁开了双眼。黎明的第一道曙光，由窗帘透了进来。我没有思想，但是我感觉得到，我也知道，光的无远弗届超过我们的理解范围。那个透过窗帘进来的柔软透明体，就是爱的本身。我的眼泪夺眶而出。我下了床，在房间里踱着步子。我认得这个房间，可是我知道自己从来没有真正地看过它一眼。房间里的一切，就好像刚刚才诞生似的崭新亮丽。我随手拿起一支铅笔、一个空瓶子，为它所蕴含的美和盎然的生机赞叹不已。

那一天我走在城里，居然像一个初生的婴儿似的，为了生命的奇迹而诧异惊叹。

接下来的五个月里，我处在一个持续的深沉和平静喜悦之中。五个月之后，它的强度多少退减了些。或许是因为它已成了我的自然状态的缘故。虽然我的生活起居动作自如，可是我明白，这一生中我做过的任何事，都不可能对我现在拥有的有所助益了。

享受独处

> 假如你在世界上是孤独的，完全孤独的，你就把这种孤独用作你的安慰和你的力量。
>
> ——霍德华·法斯特

可笑寒山道，而无车马踪；
联溪难记曲，叠嶂不知重。
泣露千般草，吟风一样松；
此时迷径处，形问影何从？

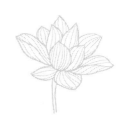

这首诗系寒山子所作，意思是：通往寒山的道路真是好笑啊！竟然没有一点儿车马的踪影。也许，冷门的地方总是乏人问津，从寒山放眼望去，绵延的溪流数不清有多少弯道，重叠的山峦数不清有多少高峰，繁郁的松树随风吟唱着，仿佛与海洋一样的浪涛声。山中景色如此千变万化，这时，如果迷失了路途，请问你往哪里去呢？

在这里，寒山子描绘了人在追求真理过程中感受到的孤独。综观古今中外，许多伟大的人物往往是享受独处的。例如，圣方济的心被上帝打开以后，他与鱼儿说话，与溪流说话，他对着杏树说："姊妹，你好吗？吟唱神的歌给我听好吗？"如果在现在社会里，我们或许会把他这种现象当成自语现象而送他进精神病医院。

美国自然主义作家梭罗在28岁时辞去工作，独自到森林里的瓦尔登湖畔，在那里盖了间小木屋，过着隐居的生活，并将这段经历写成脍炙人口的《湖滨散记》。当他独自在森林里过活时，有人问他："你一个人住在这么偏僻的地方，不会觉得孤单寂寞吗？"梭罗回答说："怎么会呢？地球只是宇宙中的一个小点，而我们都挤在这个小点里。"从他的回答中我们可以看出，梭罗不仅享受独处，而且并不感到寂寞。

从存在主义哲学角度说，人生而孤独。出生时，我们是一个人来的。尽管我们睁开眼睛就能看到很多人在欢迎我们，但他们毕竟只是在外面等待，没有人陪伴我们一起穿过黑暗、危险的产道。死去的时候，我们也是一个人离去，或许葬礼上并不缺少热闹，但终究没人陪我们一起走。在生命的旅程中，尽管许多时候我们的身边充满欢声笑语，但我们依然孤独。例如，在学龄期，我们需要为自己的功课负责，为处理和老师、同学的关系负责，为自己以后的专业方向负责；在成年期，我们需要独自负责的东西更多，如爱情、家庭、事业，等等。

可以说，孤独就是我们的灵魂，我们没有办法可以逃避，只有去面对和享受。我们大部分现代人与此正好相反。他们由于害怕独处，害怕寂寞，而选择从众或随大流的人生。下面举两个心理学研究来说明一下我们日常中的从众行为：

研究一：研究人员让一个人乘坐电梯，电梯内早就预设好三个实验员。当一不知情的被试者进入电梯后，三个实验员突然一致转向左边站立，被试者犹豫两秒后也转向了左边；紧接着三个实验员又转向了右边，被试者虽然疑惑但也随着转向了右边。随后三个实验员又不停地调整方向，而那个被试者也一直跟着他们转来转去。

被试者显然不知发生了什么，但他可能会给自己找好几种理由来解释为什么那三个人会在电梯里转来转去，也许最初他心中觉得他们三个是可笑的疯子，但不幸的是，他不再坚持"在电梯里好好站着"，反而跟他们一样，像傻瓜似的转来转去。

研究二：7名男大学生被组成一个小组，参加社会心理学家阿希所谓的"知觉判断实验"，但是只有编号为6的被试者才是真被试，其他均为实验助手，但6号对这些并不知情。实验非常简单，就是比较两根线段谁长谁短。实际上，只要这个人没有视力问题，线段的长短都是一目了然的。起初几轮测试都没问题。然而突然，1号做出了错误回答，紧接着，除了6

号的所有人都赞同 1 号的判断，那么 6 号是否动摇了自己的答案呢？结果显示，当被试者在独立判断时，正确率超过 99%，但随他人一起判断时，做出错误选择的比例为 37%，76% 的人至少有一次迫于群体压力做出了错误的选择。

可以看出，从众或随大流是要付出代价的，它会让自我消失。看看我们周围，忙碌的人们成为时代大机器的齿轮，成为一个机器人，他们被各种群体、信息、数据等控制住了，他们的生命变得空虚无聊，毫无意义。正如德国哲学家叔本华在《要么庸俗，要么孤独》中所写：

　　生活在社交人群当中必然要求人们相互迁就和忍让；因此，人们聚会的场面越大，就越容易变得枯燥乏味。只有当一个人独处的时候，他才可以完全成为自己。谁要是不热爱独处，那他也就是不热爱自由，因为只有当一个人独处的时候，他才是自由的。拘谨、掣肘不可避免地伴随着社交聚会。

　　社交聚会要求人们做出牺牲，而一个人越具备独特的个性，那他就越难做出这样的牺牲。因此，一个人逃避、忍受抑或喜爱独处和这个人自身具备的价值成比例。因为在独处的时候，一个可怜虫就会感受到自己的全部可怜之处，而一个具有丰富思想的人只会感觉到自己丰富的思想。一言以蔽之：一个人只会感觉到自己的自身。进一步而言，一个人在大自然的级别中所处的位置越高，那他就越孤独，这是根本的，同时也是必然的。如果一个人身体的孤独和精神的孤独互相对应，那反倒对他大有好处。否则，跟与己不同的人进行频繁的交往会扰乱心神，并被夺走自我，而对此损失他并不会得到任何补偿。大自然在人与人之间的道德和智力方面定下了巨大差别，但社会对这些差别视而不见，对每个人都一视同仁。更有甚者，社会地位和等级所造成的人为的差别取代了大自然定下的差别，前者通常和后者背道而驰。受到大自然薄待的人受益于社会生活的这种安排而获得了良好的位置，而为数不多得到了大自然青睐的人，位置却被贬低了。因此，后一种人总是逃避社交聚会。而每个社交聚会一旦变得人多势众，平庸就会把持统治的地位。社交聚会之所以会对才智卓越之士造成伤害，就是因为每一个人都获得了平等的权利，而这又导致人们对任何事情都提出了同等的权利和要求，尽管他们的才具参差不一。

……

放弃这种社交聚会以换回独处，那我们就是做成了一桩精明的生意。另外，由于真正的、精神思想的优势不会见容于社交聚会，并且也着实难得一见，为了代替它，人们就采用了一种虚假的、世俗常规的、建立在相当随意的原则之上的东西，作为某种优越的表现——它在高级的社交圈子里传统般地传递着，就像暗语一样可以随时更改。这也就是人们名之为时尚或时髦的东西。但是，当这种优势一旦和人的真正优势互相碰撞，它就马上显示其弱点。并且，"当时髦进入时，常识也就引退了"。

需要注意的是，心理学实验中的从众/随大流中的"众"跟我们中国人所说的"法不责众"中的"众"是有本质区别的。因为，"法不责众"中的"众"是明知故犯，其动机不是无知，而是卑鄙。

下面与大家分享一下作者的一位朋友争取独处、不愿从众的孤独历程：

该朋友知道自己性格耿直，容易得罪人，所以平时做事小心谨慎，不与人多说话，博士毕业后在一个县级城市的地级单位工作，是一个由 5 个人组成的科室负责人。该朋友曾经做过一些自然科学方面的课题，3 年前在一次课题验收、鉴定会上发现：没有一个与会专家针对他的研究提出实质性的意见，会后在酒桌上，这些专家似乎比在专业会议上能力更强，该朋友觉得难以理解。在对科研系统的现状感到失望之后，该朋友决定退出现行的科研系统，而独立从事哲学、社会学、人类学等交叉领域的研究，然后写点科普知识，因为这样投资少，不用申请资助也能做得下来。

该朋友就这样自得其乐地做了两年事，也出了一部著作。这时遇到了申报重点学科和学科带头人之事。他觉得科室人员太少，而且自己现在已经转变了人生的研究方向，就没有去申报。单位领导觉得他过去几年的研究成果不少，就打电话给他进行动员，他向领导及主管部门解释了自己的想法和今后的打算。领导随后找他妻子，让其去做丈夫的思想工作，他妻子不仅亲自给他打电话表达了领导的意思，还找单位里已退休的一个老领导来帮助劝说。不仅如此，他妻子和老领导都跟该朋友科室的员工打好招呼，员工们都表示愿意帮助整理申报材料。该朋友这时尽管感到了异常的痛苦，但还是坚持己见，没有申报。

他百思不得其解，找作者咨询："为什么那么多人都想要同化自己呢，领导不理解、同事不理解，甚至连相伴了近20年的妻子都不理解？"

该朋友还透露，一年前他们单位领导的母亲去世了，他妻子参加葬礼回家之后，很不友好地告诉他："除你之外，单位里所有的中层干部全参加了XXX母亲的葬礼。"该朋友感到纳闷：领导的母亲去世与自己还有关系？

作者从存在主义心理学角度对他进行了解释：你这是存在性孤独，许多具有独立人格的人都会体验到；别人为什么千方百计地想要同化你，要把你搞得跟他们一样，是因为你的存在就像一面镜子，让他们体验到了害怕、让他们体验到了痛苦、让他们体验到了自卑、让他们体验到了自己生命的无意义感（在现实中，这些内容往往处于被压抑的状态，人们能体验到的可能只是愤怒）。同样，单位里所有的中层干部全参加了XXX母亲的葬礼，并不一定是出于他们对XXX母亲的敬畏，更大的可能是，由于没有自我，他们把自己当成了该领导的附属物，如果不去参加，没有自我感所造成的孤独会令他无法忍受。从某种程度上可以说，那些人的行为是对人性进行自我阉割的结果。

然后，作者与其分享了两段话：

（1）庄子说，"井里的青蛙，不可能跟它谈论大海，是因为受到生活空间的限制；夏天的虫子，不可能跟它谈论冰冻，是因为受到生活时间的限制；乡下的书生，不可能跟他谈论大道，是因受到教养的束缚"。

（2）弗兰克尔在描述他自己被纳粹囚禁的情形时宣称，一个人的所有东西都可以被剥夺，"但除了一样东西：人类最后的自由——在任何特定的环境中，选择自己态度的自由，选择一个人自己的方式的自由……避免被塑造得与典型的同狱犯人一样的自由"。

该朋友深以为然！

向动物学习生存

人是唯一会思考自身存在问题的生物。

——阿尔贝·加缪

有僧问赵州："狗子有佛性吗？"

赵州回答："有。"

"既然有，为什么撞到狗胎里？"僧人又问道。

"这是他明知故犯。"赵州答语幽默。

又有僧人问赵州："狗有佛性吗？"

"无。"赵州答。

"佛说一切众生都有佛性，狗怎么会没有呢？"僧搬出如来经典诘问赵州。

"因为他有业识在。"赵州回答。

这是赵州留下的两则很有名的公案。前一则说狗有佛性，但有佛性为什么还要投生狗胎呢？须知赵州说的狗有佛性之"性"，意思是狗具有成佛的可能性。这是用肯定法，是从万物的自性本体上说的。一切众生皆有佛性，狗怎么会没佛性呢？但不像僧人反问的那样，有佛性怎么还会投狗胎呢？赵州答得很妙：明知故犯。这话听来好像是成佛作祖的狗在和谁开玩笑，当了狗。但赵州所说"明知故犯"却不是说狗，而是那个"佛性"。后面一则说狗无佛性，这是用否定法，从现象上说的。狗虽有佛性，但狗并不就是佛，因为它不能把自性充分开掘、发挥出来。

在禅学中，不仅狗具有佛性，其他动物、植物也都有佛性。这种观点得到了分析性心理学家荣格的认同。他说："在我眼里，高山、河流、小溪、花草树木以及动物似乎远比那些着装怪诞、吝啬、自私、自负、虚伪、妄自尊大的人类更好地阐释了神性的本质。"

事实的确也是如此。随着文明的发展，人们的理性思维越来越发达，但其生存本能似乎越来越差了，人们的直觉思维似乎丧失了。例如：

> 早年美国为了开发大西部而兴建铁路，有关部门先派出测量队去考察可能的路线。如果遇到大山就炸山开隧道，碰到深谷就架梁搭桥，这就好像踩直线前进，看似距离最短，但显然不是明智之举；选择阻力较小的绕山、沿河而行是上策，但问题是绕过这山不久又碰到那谷，穿越这河又碰到那山；后来测量队发现，遵循美洲野牛在中西部荒野上奔跑的路线才是铺设铁路最好的路线，因为它的阻力最小。

难怪老子要我们"绝圣弃知"，放弃先入之见，不然就容易成为"心智上的聋与瞎"。庄子是这样说的："对于瞎子，我们无法同他们共赏纹彩的美观；对聋子，我们无法同他们共聆钟鼓的乐声。难道只是形骸有聋与瞎吗？心智也有聋和瞎啊！"

是的，世界上第一台户外电梯的产生就说明了这一情况。20世纪50年代，加州圣地亚哥的科特大饭店因生意兴隆，狭小老旧的室内电梯已不敷使用，老板找来一流的建筑师和工程师，讨论如何扩建电梯。建筑师和工程师们讨论了一个下午，提出建议：为了安装更多室内电梯，饭店必须歇业半年，以便在每个楼层打洞，并在地下室安装新马达。老板对这个建议大感为难，当双方在饭店大厅议论纷纷时，一个在旁边拖地板的服务生忍不住插嘴说："可不可以将电梯建在户外呢？"就这样，第一架户外电梯产生了。

自然界关于大黄蜂的飞行也是如此。所有会飞的动物都体态轻盈、翅膀宽大，但大黄蜂的身躯十分笨重，翅膀又出奇的短小，就生物学而言，大黄蜂是不可能飞得起来的；而大黄蜂身体与翅膀的比例设计，从物理学的流体力学来看，同样是没有飞行的可能。但大黄蜂不仅会飞，而且还飞得很好。为什么呢？哲学家说："因为大黄蜂不懂生物学、物理学，不知道它们'不可能'飞，所以它们能飞。"

在健康方面更是如此。在动物界是没有"定时定量"一说的，它们的生活习惯与禅师提出的"饥来吃饭、困来即眠"相仿。而我们人类的养生专家们却一再叮咛我们要"三餐定时定量"，有人还标榜这是一种"自然养生"。这实属是一种误导。画家刘其伟一生多姿多彩，热爱大自然，八十岁时还组团到巴布亚新几内亚探险，九十岁时才因主动脉剥离而突然过世。在他生前，有人问他"养生之道"，他说他跟野生动物一样，"困了才睡，饿了才吃"，兴致来了，熬夜到凌晨三四点，快到中午才起床；三餐既不定时也不定量。

当然，这并不是说"三餐定时定量"不好，这里强调的是：人并不像你想象的那么脆弱，人具有进化过程积累起来的各种生存本能，只要发挥出来即可。

此外，动物没有"死亡恐惧"，而我们绝大部分人是爱生恶死、贪生怕死。柏拉图曾提出："没有人知道死亡对人类来说是最高的祝福或最大的诅咒，但大家却自以为是地担心它是最大的诅咒。"的确，没有人知道死亡是怎么一回事，那你何必跟自己过不去，将它想得悲惨万分、恐怖无比呢？庄子在这方面为我们树立了榜样。在《列御寇》中，反对厚葬的庄子在死前说要"以天地为棺椁"，弟子们担心乌鸦和老鹰啄食他的遗体，庄子笑说："弃尸地面会被乌鸦和老鹰吃，深埋地下则会被蚂蚁吃，夺走乌鸦老鹰的食物再交给蚂蚁，你们怎么如此偏心！"

庄子在这里说的意思是"没有生死，只有变化"。用现代时髦的话说就是"质能不灭"。动物或许不知道这些理论，但它一直是如此实践，不值得我们学习吗？

下面借一则故事再强调一下"向动物学习'爱'"：

故事发生在西部的青海省，一个极度缺水的沙漠地区。这里，每人每天的用水量严格地限制为数斤，还得靠驻军从很远的地方运来。日常的饮用、洗漱、洗衣，包括喂牲口，全都依赖着这数斤珍贵的水。人缺水不行，牲畜一样，渴啊！

终于有一天，一头一直被人们认为憨厚、忠实的老牛渴极了，挣脱了缰绳，强行闯入沙漠里唯一的也是运水车必经的公路。终于，运水的军车来了，老牛以不可思议的识别力，迅速的冲上公路，军车一个紧急刹车戛然而止。老牛沉默地立在车前，任凭驾驶员呵斥驱赶，不肯挪动半步。五分钟过去了，双方依然僵持着。运水的战士以前也碰到过牲口拦路索水的情形，但它们都不像这头牛这般倔强。人和牛就这样耗着，最后造成了堵车，后面的司机开始骂骂咧咧，性急的甚至试图点火驱赶，可老牛不为所动。

后来，牛的主人寻来了，恼羞成怒的主人扬起长鞭狠狠地抽打在瘦骨嶙峋的牛背上，牛被打得皮开肉绽，哀哀叫唤，但还是不肯让开。鲜血沁了出来，染红了鞭子，老牛的凄厉哞叫，和着沙漠中阴冷的酷风，显得分外悲伤。一旁的运水战士哭了，骂骂咧咧的司机也哭了。最后，运水的战士说："就让我违反一次规定吧，我愿意接受一次处分。"出人意料的是，老牛没有喝以死抗争得来的水，而是对着夕阳，仰天长哞，似乎在呼唤什么，不远的沙堆背后跑来一头小牛，受伤的老牛慈爱地看着小牛贪婪地喝完水，伸出舌头舔舔小牛的眼睛，小牛也舔舔老牛的眼睛。静默中，人们看到了母子眼中的泪水。没等主人吆喝，在一片寂静无语中，它们掉转头，慢慢往回走。

向婴儿学习正念

专气至柔，能如婴儿乎？

——老子

六祖在接衣钵以前，经常在深山里打柴。有一次，他坐在一块大石上思考人生的问题时，深入了三昧大定之中。这时，一只华南虎来到他的面前，那只虎围他转了几圈，这一情景恰被在对面山头上的伙伴看见，他吓得不敢叫出声，生怕惊动了老虎，伤到六祖。但六祖毫无知觉，他一直在大定之中，无一点念头生起。老虎转了几圈就走开了。事后，伙伴问他与老虎对视时害怕不？六祖的回答让他大吃一惊，六祖说："什么老虎？在哪里？"

一行禅师也描述过自己类似六祖的遭遇：带着正念和慈悲，在越南战争的枪林弹雨中穿梭，交战双方都没有把子弹射向他。一行禅师曾用佛法中的正念提供解释。作者以为，这种遭遇与狼孩现象有些类似。也就是说，正念与婴儿的某些特点有类似之处。

狼是凶猛的动物，它昼伏夜出，是森林里的霸主。俗话说："好虎架不住群狼"，足见狼群的可怕。如果狼遇见成人，成人会无一例外地被吃或受伤，但一个懵懂无知的婴儿与狼相遇，其结果就大不相同了，狼会把这个婴儿当作自己的孩子抚养起来，而不会把他吃掉。为什么会这样呢？其原因主要在于婴儿毫无意识，没有一点念头，在婴儿眼中，狼与人类没有区别，狼与草木也没有区别。他不知道害怕，不知道恐惧，自然而然地与狼相对，没有冲突，那么狼自然也不会把他当成敌人而吃掉。成人则不然，一遇到凶恶的狼，马上浑身发抖，十分恐惧，拼命奔跑，大喊大叫，这时狼自然会把他当敌人，本能地去追赶、围捕，结局当然是可想而知的了。

虎也是如此，美国曾报道了一个动物学家，他饲养了一只印度幼虎，恰巧他的女儿也刚刚 1 岁多一点，他就让这只印度虎和女儿在一起玩耍，结果与老虎成了极其亲密的伙伴。

在现实生活中，我们不时会听到某地有小孩从高处坠落而生还，却从没听说过成人从高处坠落而不伤的。为什么呢？用老子的话来解释，那是因这婴儿"专气至柔"，用庄子的话来说是"纯气之守"。庄子在《达生》里举了一个案例来说明这种情况。

　　列子问关尹说："道德修养臻于完善的至人潜行水中却不会感到阻塞，跳入火中却不会感到灼热，行走于万物之上也不会感到恐惧。请问为什么会达到这样的境界？"

　　关尹回答说："这是因为持守住纯和之气，并不是智巧、果敢所能做到的。坐下，我告诉你。大凡具有面貌、形象、声音、颜色的东西，都是物体，那么物与物之间又为什么差异很大、区别甚多？又是什么东西最有能耐、足以居于他物之先的地位？这都只不过是有形状和颜色罢了。大凡一个有形之物却不显露形色而留足于无所变化之中，懂得这个道理而且深明内中的奥秘，他物又怎么能控制或阻遏住他呢！那样的人处在本能所为的限度内，藏身于无端无绪的混沌中，游乐于万物或灭或生的变化环境里，本性专一不二，元气保全涵养，德行相融相合，从而使自身与自然相通。像这样，他的禀性持守保全，他的精神没有亏损，外物又从什么地方能够侵入呢！

　　"醉酒的人坠落车下，虽然满身是伤却没有死去。骨骼关节跟旁人一样而受到的伤害却跟别人不同，因为他的神思高度集中，乘坐在车子上也没有感觉，即使坠落地上也不知道，死、生、惊、惧全都不能进入他的思想中，所以遭遇外物的伤害却全没有惧怕之感。那个人从醉酒中获得保全完整的心态尚且能够如此忘却外物，何况从自然之道中忘却外物而保全完整的心态呢？圣人藏身于自然，所以没有什么能够伤害他。复仇的人并不会去折断曾经伤害过他的宝剑，即使常存忌恨之心的人也不会怨恨那偶然飘来、无心伤害到他的瓦片，这样一来天下也就太平安宁。没有攻城野战的祸乱，没有残杀戮割的刑罚，全因为遵循了这个道理。

"不要开启人为的思想与智巧，而要开发自然的真性。开发了自然的真性则随遇而安，获得生存；开启人为的思想与智巧，就会处处使生命受到残害。不要厌恶自然的禀赋，也不忽视人为的才智，人们也就几近纯真无伪了！"

美国心灵导师迪帕克·乔普拉博士和鲁道夫·坦奇在其合著的《超级大脑》中把婴儿列入超级大脑英雄2号，排在爱因斯坦和佛陀之间。该书的作者提出，婴儿与成人最大的不同在于：婴儿具有强大的整合能力，他们不会封闭自己，或者陷入各种陈旧的条件中不能自拔；成人具有强大的意识，往往被禁锢在各种冲突之中，他们似乎处于隔离的状态。

有正念疗法治疗经验的人都会发现，正念疗法中"接纳和不作评判"、"不偏不倚的觉察"、"纯粹的觉知"、"当下的觉知"、"不认同身份"等特质与婴儿的特质是多么的相像。

作者在临床工作中经常会问焦虑症、强迫症等神经症来访者一个问题："如果你遇到眼镜蛇，咋办呢？"许多病人会回答："赶快跑啊？如果手里有工具，可能会跟蛇打架。"然后作者告诉他："难怪您的焦虑症/强迫症还没治好，回去查查资料吧！"接着再给他布置一题作业："婴儿细皮嫩肉的，狼为什么不吃反而会养育他呢？"

对于失眠症来访者，作者会让他思考："婴儿为什么不会失眠呢？"

对于追求完美、谨小慎微之人，作者常会问他："您从小到大搞过'破坏'吗？"如果他回答说"没有"，就布置给他一题作业："回去体验'放浪形骸'一次。"

需要注意的是，本文所说的"向婴儿学习"是学习其正念特质和整合能力，而不是学习其被动、依赖的生存模式。

性格是可以改变的

性格，既不坚固也不是一成不变，而是活动变化着的，和我们的肉体一样也可能会生病。

——爱略特

一位信徒请示盘圭禅师说："我天生暴躁，不知要如何改正？"

盘圭说："是怎么一个'天生'法？你把它拿出来给我看，我帮你改掉。"

信徒回答："不！现在没有，一碰到事情，那'天生'的性急暴躁，才会跑出来。"

盘圭禅师说："如果现在没有，只是在某种偶发的情况下才会出现，那么就是你和别人争执时，自己造就出来的，现在你却把它说成是天生，将过错推给父母，实在是太不公平。"

信徒经此开示，会意过来，再也不轻易地发脾气了。

这个故事说明，性格是可以改变的。

在我们的社会中，受"性格决定命运""三岁看大、七岁看老""江山易改、本性难移"等观念的影响，许多人形成了"性格无法改变"的误区。

有一位失眠的来访者在来台州医院心理卫生科做"禅疗"之前，曾在某医院一位精神科专家处就诊，被诊断为"焦虑障碍"，开了两种药。来访者的丈夫问那医生："能否进行心理治疗？她（指来访者）性格不好，从小就依赖、胆小。"该医生回答："都32岁了，性格早已定型，怎么能改呢？好好吃药吧！"作者听了其丈夫的转述后大为惊讶。

有心理卫生知识的人都知道，所谓"性格"是一个人对自己、对他人、对事物、对现实环境所持的态度，以及与态度相适应的、习惯了的行为模式。而且，"性格"一词本身即是个很"虚"、很笼统的概念。从现象学的角度来分析，我们接触、观察一个人性格如何，主要还是看他外在表现出来的态度、言语、举止和行为。换句话说，只有通过这些外在表现出来的态度、言语、举止和行为，我们才能得出一个关于"性格"的判断和结论。而一个人的态度、言语、举止、行为又受什么支配呢？毋庸置疑，是受一个人的"认知"，也就是观念和理念所支配的。从心理学上讲，认知决定态度，而态度又决定一个人的言语和行为。相应地，认知改变了，态度就会改变，进而言语和行为模式也会发生改变。一旦一个人的言语和行为"模式"发生改变，他的"性格"也就随之改变了。

因此，性格完全可以改变，只要我们愿意改变。"老子生来就是这样，你能把我怎么样？""哎呀，人家本来就是这样的嘛！"，这些只是蛮横和无赖的借口而已。

超个人心理学先驱阿沙吉欧力曾把人的心灵结构分为七层，分别为：低层潜意识，中层潜意识，高层潜意识，意识界，意识的中心自我，高层自我（超个人的自我），集体潜意识。通过系统的心理分析或禅修，各种意识层面里的东西就可能得到整合。相应地，"性格"也就随之发生改变。禅学中的"放下屠刀、立地成佛"说的就是这一意思。

在美国精神障碍五轴诊断系统中，轴Ⅱ即包括"人格障碍"的诊断，足见纠正"人格"是精神障碍治疗的重要环节，当然也佐证了"性格是可以改变的"。不然，诊断出人格障碍又有何意义呢？

下面借金庸笔下《倚天屠龙记》里谢逊的人生经历再强调一下"性格是可以改变的"：

谢逊文武全才，博古通今，他原本对生活充满了希望，有着人性最善的一面，对自己的家园，对自己的妻儿，以及对周围的人，都充满了爱和友善，后来他的全家被师父、霹雳混元手成昆所害，这使他无法接受，他无法容忍自己最尊敬的师父竟如此残忍与阴毒，心理的失衡令他疯狂，之后四处奔走，欲把成昆碎尸万段。从此以后，他的生活内容就只有愤怒和杀气！善和恶本是人性中的两极，一念之间，善恶两分。谢逊被成昆毁掉了整个精神家园，盛怒之下，不惜滥杀江湖中人以引成昆出来，掀起了一场江湖腥风血雨。

在少林寺举办的所谓"屠狮大会"上，谢逊坦然忍受众人的羞辱，他光明磊落，决斗时先让成昆三招，被成昆打得吐血，更显其悲天悯人的胸襟。谢逊也不杀死成昆，他制服成昆后，说："成昆，你杀我全家，我今日毁你双目，废去你的武功，以此相报。师父，我一身武功是你所授，今日我自行尽数毁了，还了给你。从此我和你无恩无怨，你永远瞧不见我，我也永远瞧不见你。"

在了却尘缘后，他与方丈间进行了如下的对话：

方丈："怎么，谢施主，你真的要出家吗？"

谢逊："弟子谢逊，罪孽深重，盼方丈收留，赐予剃度。"

渡厄："谢逊，你过来，老僧收你为徒。"

谢逊："弟子不敢望此福缘，我若拜空闻方丈为师，乃属圆字辈弟子，我若拜你渡厄禅师为师，乃是续空字辈排行。这样岂不是与空闻方丈平辈了吗？不好，不好……"

渡厄："空固是空，圆亦是空，我相人相，好不懵懂。"

谢逊："我相人相，好不懵懂……我相人相，好不懵懂……弟子顿悟，什么师父，弟子，辈分，法名，于佛家尽属虚幻。师父是空，弟子是空，无罪无业，无德无功。"

渡厄："善哉，善哉，你果然与我佛有缘。你归在我的门下，仍然叫作谢逊，你懂了吗？"

谢逊："弟子懂了。牛屎谢逊，皆是虚影，身既无物，何况于名？"

渡厄："去休，去休，才得悟道，莫要更入魔障。"

金毛狮王谢逊从此获得了心灵的宁静和解脱。

一切都在

所有生命包括的不过是物化的问题，而这些问题中已拥有答案的种子：答案正孕育在问题之中。只有愚人才看不见这些。

——古斯塔夫·梅林克

有行者问大珠慧海禅师："马祖常说即心即佛，请问哪个是佛？"

大珠说："你怀疑哪个不是佛？你指出来。"

行者无言以对。

大珠又说："开悟的人，看世间一切，都是佛；没开悟的人，怎么找也找不到佛。"

这段话告诉我们，佛性本来如如自在，日月运行，百物滋长，人们随喜怒哀乐而运作，一切原本是那么流畅自适。可是，不知从何时开始，人们越看世间越觉得不对劲，总觉得人生活在浊恶的世界上，被无穷的烦恼团团包围。正如《列子》中的一个故事所示：

有一个人遗失了一把斧子，怀疑是邻家小孩偷走的。于是他开始暗中观察小孩的行动，越看越觉得小孩的行动、神态、言谈，都像是偷了斧头。

过了几天，他在山中掘地时，意外找到自己遗留的斧头。从此以后，邻家的小孩越看越不像是会偷斧头的贼。

电影《绿野仙踪》中也呈现了"一切都在"的思想：寻找头脑的稻草人发现自己其实是有头脑的，寻找心脏的铁皮人发现自己其实有一个健康的心脏，寻找勇气和胆量的狮子发现自己其实是有勇气的。法国雕塑家罗丹也说："这个世界不是缺少美，而是缺少发现美的眼睛。"

在现实生活中也是如此，由于认识不到我们是独立的、完整的个体，就会去追逐时尚，向他人看齐；由于认识不到自己的价值，就会在乎别人的评价。其实，在俗世中，不管是谁，在人格上都是平等的。我们唯一需要做的，是做真实的自己。正如爱默生的一首小诗所说：

一座高山，一只松鼠，一场争论，

高山取笑松鼠是狂妄小子，

松鼠妙语回应：

你硕大无朋是无可置疑的，

但你可知道，

要多少事物会聚，

才可以成就一个世界？

经几许风雨消磨，

始能谱出一载岁月流金？

我俯首自问，

实无愧于天地间拥有自己的位置。

虽然我不能像你一样巨大，

但是你又何尝可如我般小巧？

不过，我得承认你也曾为我们松鼠，

修了一条清幽小径！

天生万物，各有禀赋，

安守其分，何用计较？

正如我无力背起一座森林，你也无法剥开一颗小小坚果！

此外，"一切都在"也在提示我们，尽管世界存在污浊的地方，但只要我们带着欣赏的眼光看问题，美好的一切也在。正如下面这则禅学故事所示：

有好多天，一休和尚独坐参禅，默然不语。师父看出其中玄机，微笑着领他走出寺门。寺外，一片大好的春光。放眼望去，天地间弥漫着清新的空气，半绿的草芽，斜飞的小鸟，动情的小河……

一休深深地吸了一口气，偷窥师父，师父正安详打坐于半山坡上。

一休有些纳闷，不知师父葫芦里卖的什么药。

过了一个下午，师父起身，没说一句话，打个手势，他把一休领回寺内。

刚入寺门，师父突然跨前一步，轻掩两扇木门，把一休关在寺外。

一休不明白师父的旨意，独坐门外，思悟师父的意思。

很快天色就暗了下来，雾气笼罩了四周的山冈，树林、小溪、鸟语水声都不再明晰。

这时，师父在寺内朗声叫一休的名字。

一休推开寺门，走了进去。

师父问："外面怎么样？"

"全黑了。"

"还有什么吗？"

"什么也没有了。"

"不"，师父说："外面，清风、绿野、花草、小溪……一切都在。"

一休忽然领悟了师父的苦心。

在人的生命过程中，"一切都在"表现为"无生无死"，也就是说"空性"。《心经》所说的"色不异空，空不异色，色即是空，空即是色"，即是此意。拉马纳尊者对此说过一段非常精辟的话：

自我从不生不灭。智者在自我中观察万物。在那里没有多样性。如果人认为他是被生出来的，就难免害怕死亡，让他去发现自我是否有什么诞生。他将发现自我总是存在着，诞生的身体让自己变成了思想，思想是所有危害的根源。发现了思想的根源，然后，你将驻留在永远的自我的最深处，从诞生的观念和死亡的恐惧中解脱出来。

如果从存在主义心理治疗的角度说，"一切都在"是在提示我们，不管你用什么方法，死亡、孤独、限制和无意义等"存在性"困境是逃脱不了的，还是带着敬畏之心去尊重自己和他人的生命吧。如此，你就能活得真实。正如下面这则禅学故事所示：

> 武则天问嵩岳慧安禅师："禅师今年几岁了？"
>
> 慧安禅师答："不知道。"
>
> 武则天很惊讶："你不知道自己几岁？"
>
> 慧安禅师说："从长远看，人的生死就像没有开始也没有结束的循环，既然没有开始也没有结束，记得这个躯体活了几岁有什么意义呢？而且我们的心相续不断，凡人以为死之时生命就中断了，好像水泡一般破灭，这是错误的妄想。人死之时正是下一次受生之时，所以说生命就像无始无终的环，想要在这循环中找出一点来说现在几岁了，这正是错误的妄想啊！"
>
> 武则天听了，点头表示信受。

下面再借电影《卑鄙的我》强调一下"慈悲之心"也是本来存在的：

> 主人公格鲁（Gru）是世界第一大坏蛋。在他听说埃及金字塔被盗的新闻后，不满市面上新贼辈出，决定建造火箭升空盗取月亮。在计划过程中，格鲁盗取的收缩射线枪被新贼维克托抢走了。为了夺回收缩射线枪，格鲁决定领养三位孤儿——玛戈、伊迪丝和阿格蕾丝，利用她们进入维克托的城堡兜售饼干的机会实施偷盗，计划成功后再偷偷处理掉她们。然而，在平凡的日常相处中，格鲁却对这个三个小孩产生了感情。为了不影响周密的盗月计划，格鲁不得不将三个孩子送回了孤儿院。而当计划成功后，维克托却绑架了孩子们。
>
> 最后，格鲁营救了三个小女孩，月球在收缩射线枪失效后自己回到了宇宙。

在平凡中活出优雅

夏天的夜晚，在海角的平地上

海水轻轻包围着海湾

遥远的地平线、遥远的视界边缘

无数的星星在黑暗的夜空中闪烁

岸边远处依稀有农舍的灯火

再无人类的痕迹

天下只有我和同伴与星星同在

银河横贯长空，薄雾蒙蒙

天穹下星星如此明亮清晰

一颗炽热的星球从地平线下升起

此情此景，仿佛一个世纪才能看到一次

小小的海岬站满观众

他们能看到许许多多这样的夜晚

村舍亮起灯光

村民可能毫不在意

这苍穹的美景

他们夜夜可见

也许永远视而不见

——蕾切尔·卡森

僧人问："开悟了以后做什么？"

赵州禅师说："正好可以好好修行。"

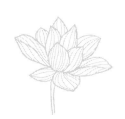

僧人问："不知道和尚还有修行吗？"

赵州禅师说："穿衣、吃饭。"

僧人问："穿衣、吃饭是平常事，和尚还有修行吗？"

赵州禅师说："不然你以为我每天都做什么？"

赵州禅师一直在试图让学人明白：生命的过程不复杂，只是简简单单地生活，不要被所谓的"成功"、"成就"、"长寿"、"幸福"等词蒙蔽了两眼。大随法真禅师也有一段类似的语录：

有人问："死亡到来时，怎么办？"

大随法真禅师说："有茶就吃茶，有饭就吃饭，你还想怎么办？"

那人又问："那么谁接受供养呢？"

法真禅师说："该捧起钵盂就莫迟疑。"

禅学这方面的观点与现代西方存在主义哲学和心理学的观点类似："人是向死的存在"，生命本身是无意义的。而世俗追求的所谓"成功"、"成就"、"幸福"往往是不敢直面无意义的补偿而已。所以，禅师们不厌其烦地对世人说：生老病死本是生命的正常过程，一切皆是自然而然，我们只需顺其自然去生活，为所当为就可以了，并不需要刻意去追求特殊的意义。换句话说，在平凡中保持优雅就够了。下面这一对母子的对话很好地诠释了这种观点。内容大致是这样的：

儿子："如果我们早晚都要死去，为什么还要活着？"

母亲："甜甜圈吃几口就没了，为什么还要吃？你会因为甜甜圈会被吃完而不吃吗？也许在你快吃完的时候会有一点点的难过，但是知道快吃完了，会让你觉得甜甜圈更美味。"

儿子："人生的意义究竟是什么？"

母亲："人生是没有意义的。人类存在于这个世界上只有几十万年，天上的星星都存在几十亿年了，你以为宇宙真的会在意你和我吗？当然不会在意，我们只是尘埃而已，但是这不代表我们应该放弃一切，甜甜圈不会永远存在，但是我们有机会去品尝它的美味。当你接受了这些事实后，就可以开始享受生活了，享受生活很简单。"

的确，下雨地湿，日出天晴，一切本是自然之事，但人们却往往要赋予它们额外的含义，由此而产生种种烦恼。比如对金钱的追求，钱财本是身外之物，是为人类服务的工具，但许多人却掉进了钱眼里，把对工具的追求当成了目的，不少贪官收受了大量财物却不敢花，不敢存入银行，不敢在白天搬运，不敢找人处理，或许只能放在家中发霉了，直到东窗事发都没来得及享用。正所谓"世上本无事，庸人自扰之"。

另外，"意义具有个体性"。对不同人而言，生命的意义自然不同，你是位老师，对你而言生命的意义可能是教书育人，诲人不倦；你是位清洁工，对你而言，生命的意义可能是带给大家整洁的环境；你是位警察，对你而言生命的意义可能是扬善除恶，保一方平安……这些意义没有高低贵贱之分，都是人类生存发展的基石。

存在主义心理学家弗兰克尔认为，就人生意义而言，在人生意义的三种价值（创造意义的价值、体验意义的价值、态度意义的价值）之中，体验价值比创造价值更有深度。弗兰克尔在《人的意义探索》中提到，即使在地狱般的集中营惨苦生活之中，还是可以体验价值的。例如，平常日子并未强烈意识到自然之美，但在集中营这种恶劣环境中，反而有机会发现草木山川的奇美之处，深化自己的生命体验。也就是说，在没有任何创造性价值可言的地方，我们仍能持有体验价值，据此仍能肯定我们的人生，轻易不会想到自杀。弗兰克尔进一步提出，如果从高度精神性或宗教性的观点去看，态度价值还要高于体验价值。

可以看出，弗兰克尔与禅师关于"在平凡中体验优雅"的观点完全一致。被美国《时代周刊》评选为"影响世界百大人物"之一的李开复对此深有体会。他在患恶性淋巴瘤之前的人生信仰是"最大化影响力"、"世界因我不同"，他一天只需要睡五个小时，同事无论什么时间发电子邮件给他，白天十分钟就会回复，晚上两小时内也会回复，即使是在睡觉的时候也一样。被员工称为"铁人"。患病之后朋友带他去见星云大师，星云大师对他说："我们人是很渺小的，多一个我、少一个我，世界都不会有增减。你要'世界因我不同'，这就太狂妄了！"一语惊醒梦中人，李开复后来终于认识到了"追逐名利的人生是肤浅的，为了改变世界的人生是充满压力的。珍贵的生命旅程，应该抱着初学者的心态，对世界保持儿童般的好奇心，好好体验人生；让自己每天都比前一天有进步、有成长，不必改变别人，只要做事问心无愧、对人真诚平等，这就足够了。如果世界上每个人都能如此，世界就会更美好，不必等待任何一个救世主来拯救。"

有必要强调的是，不刻意追求生命的意义并不是消极厌世，而是一种主动的选择，强调的是顺其自然，不执着的生活态度。这与没有主动思考，每天浑浑噩噩、被动工作、被动生活、随波逐流有着本质的区别。正如下面这则真实事例所示：

有一位大学老师，一生勤勤恳恳地工作，讲课深入浅出，风趣幽默，很受学生的欢迎，但直到退休还只是讲师的职称，人家劝他也发发论文，做做课题，评个副教授、教授，但他说："我是个老师，能把学生教好就心满意足了。"有人说他这是吃不到葡萄说葡萄酸，他说："我是压根就不想吃这个葡萄。"

下面借电影《刺猬的优雅》再强调一下"如何在平凡中活出优雅"：

其貌不扬、又矮又丑又驼的寡妇荷妮，多年来一直是巴黎左岸葛内乐街七号这栋高级公寓的门房。二十七年来，当大家以为她的生活应是抹布、毛线、充斥菜味的厨房时，她也顺势以整天开着播放连续剧的电视掩人耳目，躲在密室里专注研读弗洛伊德心理学、胡塞尔现象学、中世纪哲学……她保守着自己的秘密，告诉自己——我必须对我的一切缄口不言，而且绝不能把脚踩进另一个世界，小心翼翼地不和这个世界打交道……

在日常生活中保持觉知

行者须观身如身，观受如受，观心如心，观法如法。

——《四念处经》

大安禅师到百丈禅师处，礼而问曰："学人欲求识佛，何者即是？"

百丈曰："大似骑牛觅牛。"

大安禅师曰："识后如何？"

百丈曰："如人骑牛至家。"

大安禅师曰："未审始终如何保任？"

百丈曰："如牧牛人执杖视之，不令犯人苗稼。"

大安禅师自此领旨，更不驰求。

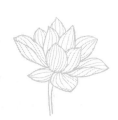

故事中百丈要大安禅师在日常生活中保持觉知。在禅学中，禅师常用"牧牛"、"如猫捕鼠"来强调觉知的重要性。《庄子》中的"静若木鸡"与此相似，它处于纯然觉知的状态：

纪渻子为周宣王养斗鸡。过了十天，周宣王问："鸡可以斗了吗？"

纪渻子回答："不行，还骄昂而恃气。"

十天后周宣王又问，纪渻子回答："不行，还是听到声音、看见影像就会起回应。"

十天后周宣王又问，回说："不行，还会怒视而气盛。"

又过了十天再问，纪渻子回答说："差不多了。"因为，"别的鸡即使鸣叫，它也不为所动，看上去像木鸡一样，它聚精凝神，别的鸡不敢应战，看到它掉头逃跑了"。

用现代语言来描述，禅学中的觉知是一种"目中无人"的状态。正如赢得2004年奥运三米跳水冠军的郭晶晶，2008年在强敌环伺的情况下卫冕，而比赛地点就是在北京，记者问她是否感觉压力特别大时，郭晶晶说："我没有感受到太大的压力。在哪里比赛对我而言没什么不同，我只需要和我自己比赛。"

除禅学之外，世界上许多的传统智慧也都把"觉知"当成是人性的基础，活出生命意义的基石。例如，犹太教的拉比戴维·库珀曾写过一本叫《上帝是个动词》的书，他在书中提出了一个耐人寻味的问题：

> 我们每个人的生命中都有许多无价之宝。你是否曾停下来静思，你在世界上拥有的最珍贵的东西是什么？也就是说，如果失去它，你的生活将会永远改变。这个"它"究竟是什么呢？请花上一分钟，闭上眼睛，好好想一想。
>
> 你可能会说，你与某个人的关系最珍贵。你可能会说，你和周围人的健康最珍贵。或许，你还有其他答案。不过，当你静心细思这个问题时，是否发现还有比这更宝贵的东西呢？

最后，拉比给出了答案：自我觉察是我们所拥有的无价礼物。

是的，如果我们糊里糊涂，失去觉知，珍贵的关系就会不存在。如果我们不能欣赏生命的奇妙，健康的身体又值几钱？如果我们不能全然觉知某人某物的存在，那些人那些事又有何价值？

在存在主义心理治疗中，觉知就是觉察到自己的存在（being）：在当下，我存在，或我临在。在正念治疗中，觉知就是对头脑中产生的任何思想、情绪、感觉投入开放性的意识，不作任何评判和选择。下面这则对话说的就是这种状况：

> 一位徒弟向师父寻求智慧，徒弟问："我应该到哪里去找觉知呢？"
> 师父："在此！"

　　徒弟：“觉知何时会出现？”

　　师父：“它正在出现。”

　　徒弟：“我怎么看不见呢？”

　　师父：“因为你根本没有去看。”

　　徒弟：“我应该去找什么呢？”

　　师父：“你不必找什么，只是看就够了。”

　　徒弟：“看什么呢？”

　　师父：“目之所及。”

　　徒弟：“我是否一定要用很特别的方式去看呢？”

　　师父：“不必，用简单的方式看就足够了。”

　　徒弟：“但是，我不能总是用简单的方式看吧？”

　　师父：“不必复杂。”

　　徒弟：“为什么不必？”

　　师父：“因为你必须待在这里，才能看到。你总是要待在一个地方嘛！”

　　不知故事中的徒弟有没有明白师父说的觉知的意思。

　　许多心理障碍者往往由于“注意力固着”和“精神交互作用”而失去觉知的能力，他们在进行觉知呼吸、身体、情绪和念头时很容易走神或过分用力，他们对周围美好的事物视而不见。例如，失眠者往往把注意力固着在睡眠上，躯体不适者往往把注意力固着在躯体症状上。因此，心理治疗的关键一环是：扩大他们的意识范围，正念地去觉察生活中的方方面面。正如美国心理学家莱恩所提出：

　　　　我们未能注意之处，

　　　　限制了我们思想和行动的范畴。

　　　　因为我们没有觉察，

　　　　我们几乎无法做出任何改变。

　　　　只有我们觉察到，

　　　　没有觉察是怎样形塑了我们的思想及言行，

我们才能有所改变。

庄子用《罔两问影》的寓言描述了无觉知的生活：我们所认识的自己、世界和人生许多时候并非真实，而只是"真实"的影子。在《齐物论》里，罔两看影子一下移动一下子又停止，问它为什么这么没主见？影子回答说它也不知道，只觉得好像受什么东西摆布。在《寓言》篇，当罔两又提出同样的问题时，影子做了较为详细的回答：

> 我如此活动，自己却不知道为什么会这样。我就像蝉脱下来的壳、蛇蜕下来的皮，跟本体相似却又不是事物本身。火与阳光出现，我就显明，阴暗与黑夜来临，我随之隐息……它们活动我就随之活动。

是的，有心理分析经验的人都知道，在心理卫生科的来访者中，"一切全不是表面看上去的那样"。那些堂堂君子们或是有过极其糟糕的经历，或是有过相当可怕的行为。反倒是那些外表看上去平庸无奇的人却心地美好、讲求道德并在生活中显示出大勇。分析性心理学家卡尔·荣格曾经指出，人们需要面对自己的影子。在他之前，德国哲学家尼采也曾说过，我们应当认可和接受自身所具有的那些野性和邪恶的力量。能够跨越在兽与神之间，这是他认为"人"应努力做到的。存在主义心理学家罗洛·梅也曾谈到人的本性中那些兽性元素的重要性，并认为我们应与自身的野性或强烈的元素和平共处。

因此，从心理卫生的角度说，我们不可以用"正能量"压制"负能量"。因为，除佛陀、耶稣等少数人之外，没有人是道德的完人。我们都会不时地走极端，也时常陷入意想不到的低谷之中。然而，只要我们不扼杀人类本具的觉知能力，就能够从体验中学习和改善自身，树立起为之努力的价值观和计划目标。

从存在主义心理治疗的角度说，只有让人们觉知到死亡的无所不在、孤独是人生在世的基本特征、自由不是为所欲为而是一种自主地选择、生命本身并无意义、意义需要个体自己去创造，那么，我们才可能摆脱他人的影响，树立找寻自己生命的决心。正如蒂利希所提出："只有能够承受更多的虚无、死亡，更深的内疚、更痛苦的命运或更惨烈的失败，人们才能够真正地活着。"

我们在心理卫生科临床体会到，"禅疗"之所以能有效地帮助慢性疾病患者以及心理障碍患者，与其帮助来访者觉知到生命的存在性困境、觉知到自己潜意识里的冲突、觉知到自己的阴影和阿尼玛/阿尼姆斯等有关。

下面借用《佛说文殊师利行经》中的故事强调一下"觉知"在生命过程中的重要性：

尊者舍利弗准备给五百大阿罗汉宣讲佛法，即苦集灭道、生死轮回、布施禅定等修行福报，即积累资粮，为未来解脱修行、圆觉自性而打下基础。

此时文殊菩萨抢先给这一群人讲了无相大乘法，核心是人无我、法无我。

当下这一群人，目瞪口呆，纷纷离席，并且口出恶言，说我们再也不想见到文殊，任何地方也不愿意听文殊讲道。

文殊听了，笑呵呵地说："如是，如是！如我但有名字，佛亦但有名字。名字相空，即是菩提，不以名字而求菩提。菩提之相，无言无说。何以故？言说菩提，二俱空故。复次，舍利弗！汝问：'云何名佛？云何观佛？'者，不生不灭，不来不去，非名非相，是名为佛。如自观身实相，观佛亦然，唯有智者乃能知耳，是名观佛。"

此刻舍利弗很恼怒，斥责文殊说："大士，您怎么可以这样断人慧命？将这些渴望佛法的信众，因为不能受持大乘佛经，从而失去了修行解脱的机会。"

这个时候，佛陀听到舍利弗的言语，就跟他说："舍利弗，不要如此说，文殊菩萨所讲妙法，是对的。这些人虽然现在听不懂大乘无相法，可是他们的闻性未曾坏灭，大乘法我二空的种子，会因为今天听闻了文殊菩萨的教诲，从而种在阿赖耶识中，未来因此机缘，可以在转生中，再次听到佛陀、大菩萨讲解无上解脱密意，得此成佛。"

找回自己

我有明珠一颗，久被尘劳关锁；今朝尘尽光生，照破山河万朵。

——柴陵郁禅师

古代一个差役押送一名和尚去流放地。二人半路夜宿一座破庙，差役喝得酩酊大醉。于是和尚趁机挣脱枷锁，与差役互换了衣服，再把差役的头发剃光，之后逃之夭夭。早晨醒来，差役大吃一惊。他看看自己的衣服，再摸摸自己的光头，惊诧地想："和尚还在，我到哪里去了？"

这个故事说的是差役糊涂，但从另一个层面，它反映了人不了解自身的困难。在两千多年以前，古希腊人就把"认识你自己"作为铭文刻在阿波罗神庙的门柱上。由此可见，认识自己是人类长久以来一直面临的课题。

心理学家伯特伦·福勒曾经做过一个非常有趣的实验：他请一群受试者一起来做"明尼苏达多项人格调查表"。做完以后他拿出两份结果让受试者来判断哪一份才能真正反映他们自己的特征：其中一份是受试者自己完成的，另一份则是多数人对他评价的平均结果。令人惊讶的是，大部分受试者都认为多人评价结果更能准确地反映自己的人格特征。伯特伦·福勒最后以著名魔术师肖曼·巴纳姆的名字命名了这一心理学现象，因为这位魔术师曾经这样评价自己的表演："人们之所以喜欢我的魔术，是因为他们每个人都能从我的节目中找到他们喜欢的成分，所以每一分钟都有人上当受骗。"

现实社会中的人们的确如此。他不关心什么是真理，什么是自己内心的需求，而是"自己在别人眼中是什么样的"。当你跟他说"既然不喜欢，那就别参加了"，他们往往会回答："社会现状如此，没有办法；我只有往前，没有退路了。"类似的情况在社会上很是普遍。例如：

> 我们鄙视"拼爹"，却又"恨爹不成钢"！
>
> 我们讥讽一夜暴富，却又私下喜欢买彩票！
>
> 我们憎恨贪官，却又想"当官发财"！
>
> 我们看不起"富二代"，结婚又想"傍大款"！
>
> 我们讥讽不正之风，办事又忙找关系！
>
> 我们痛恨收礼的，却希望别人把自己的礼收下！
>
> 我们痛骂"炒房团"，却又借钱炒房！
>
> 我们鄙视"崇洋媚外"，却又喜欢外国产品！
>
> 我们痛恨"潜规则"，却处处"潜规则"！
>
> 我们抨击不良价值观，却处处实践着不良价值观！

也就是说，我们现代社会中的好多人已经没有自我了。一个笑话说的就是如此：一位老伯因"感冒"去医院就诊，经过验血、拍片、配药，花了200多元钱。回家后大骂医院黑心，骂完之后对着儿子说："你以后考医科大学去。"

有心理卫生科临床经验的人都知道，几乎所有心理障碍都与"找不到'自己'"有关。电影《潘神的迷宫》中的开场白说的就是这一意思：

> 很久以前，在一个神秘的没有谎言和痛苦的地下王国里，住着一位向往人类世界的公主，她一直梦想可以亲眼看到蔚蓝的天空，亲身感受柔和的微风，以及可以无忧无虑地沐浴在阳光下。终于有一天，她躲过看守她的随从，逃了出去。可是当她走出地下的时候，强烈的阳光刺瞎了她的双眼，也一天天抹去了她过去的所有记忆。她忘记了自己是谁，来自哪里，身体则饱受现实世界寒冷、疾病以及疼痛的折磨。最后公主死了，可她的父亲——地下王国的国王，始终相信自己女儿的灵魂总有一天会回到他身边。她只是借由另一个人的躯体，存在于不同的地点、不同的时间里，最终会回到地下。国王就这样一直等着自己女儿的灵魂直到生命的终结，直到世界的终结……

相应地，精神／心理分析等心理治疗方法的主要功能就是帮助来访者"找回自己"。电影《不要回头》说的就是这种情况：

主人公莫尼卡·贝鲁尼幼年遭遇车祸创伤，养母一直把她当作苏菲来养，而她反抗无效。为了得到养母的照顾，莫尼卡也把自己当成了苏菲。养母对她隐瞒身世，导致她丧失了童年的记忆。因此，在写以自己为题材的小说的时候，因为童年记忆的空白，她的写作受阻。那个小女孩，代表自己残存的记忆，引导她追溯自己的童年。她的面孔从苏菲玛索变成莫尼卡，意味着她找回了自己，并且在咖啡馆的遭遇帮助她重新回到了童年，她完成了找回自己的过程。

结局时苏菲玛索看着莫尼卡回到家庭，接受丈夫和孩子的拥抱，说明主人公莫尼卡已经成功地实现了和假想的我的脱离，过上了正常人的生活。二姐妹共同写作，标志着莫尼卡在写作的时候，能够把现实和回忆分开，并且能够进行元认知，对自己的想法和思想进行观照、客观地评价甚至过滤，而不是像过去一样无条件地接受。

下面是一位来访者"找回'自己'"的过程：

该来访者男性，56岁，因"头昏、失眠十余年，加重1年"住院治疗。

来访者十余年来反复头昏、失眠，曾多方医治，但效果一直不好，近一年来症状加重，并出现感觉异常，感到时间过不去，早上起来就盼望天黑，用他的原话说，"时间像是停止了似的"，但一到晚上又开始害怕自己睡不着，半夜痛苦地睁着眼睛，等待天亮，"害得90岁的老母亲还要为自己操心"。

心理评估提示：存在焦虑症状、抑郁症状；典型的情绪不稳定，容易受周围环境影响。诊断考虑"焦虑障碍"，给予药物治疗的同时进行心理干预，医生给其讲解森田疗法的理念，告诉他"顺其自然"、"忍受痛苦，为所当为"等原则。两周左右，来访者感觉症状有所缓解。由于经治医生出差，患者主动要求出院，带药治疗。

出院不到十天，来访者因自杀未遂再次被家人带来住院。这次是因为母亲与妻子吵架所引起：母亲把 12 万元钱给了女儿买房，但其生活又要来访者的家庭负责，还说以后不会给来访者的家庭留下任何东西；妻子认为这不公平，并骂来访者窝囊，没出息。来访者觉得自己左右不是人，所以选择自杀。

进一步了解后发现，来访者系家中老大，有一妹。年幼时父亲即去新疆谋生，母亲带着他和妹妹在重庆老家生活。为了让他和妹妹能吃上饭，母亲吃了不少苦，还把其父亲（来访者的外公）的许多书卖了供孩子读书。在来访者 14 岁时全家都搬到新疆，这时生活稍有改善。

结婚以后，来访者从事建筑工作，长期在外，家里的两个孩子以及所有田地全靠妻子照顾。

但是婆媳关系不好，来访者的母亲和妻子都是好强、话多的人，经常为一些家务事争吵不休。来访者觉得自己夹在中间很为难。她们俩对来访者的"恩情"都比较重，为了他都吃了不少苦，觉得不能说她们俩任何一方的"不好"。所以，在媳妇数落婆婆时，来访者跟着附和几句；在母亲数落媳妇时，来访者也跟着附和几句。在这种无形的压力之下，逐渐出现了身体不适。

在多次的心理咨询和"禅疗"之后，来访者明白了自己家庭矛盾的根源在于：自己一直在逃避"做真实的自己"，并且把爱和没有原则搞混了。现在一改以前附和的风格，在听到母亲和媳妇向自己数落对方时，来访者就会有理有据地说"背后说人坏话是不对的"、"现在大家都上了年纪，该为子女们做些表率"之类的话。从此，来访者逐渐摆脱了头昏和失眠等症状，并说"以后再也不做傻事了"。

知 足

满足，就是得到足够你想要的。为了做到这一点，人必须知道自己真正想要的是什么。

——葆拉·博顿

大珠慧海禅师，在具有一定佛学基础后，外出云游参禅，在他初次参马祖道一时，马祖问他："从什么地方来？"他回答说："从越州大云寺来。"马祖又问："来这里想做什么呢？"他回答说："来求佛法。"马祖说："我这里一物也没有，求什么佛法？你不顾自家的宝藏，抛家散走有何意义？"他问："什么是慧海的宝藏呢？"马祖回答他说："现在问我者，就是你的宝藏。一切具足，更无欠缺，使用自在，何需外求？"慧海听后就认识到了自己的本心。由于内心充满了喜悦，他不由自主地伏地叩头，礼谢马祖如降甘霖般的开示。

马祖的意思是，宝藏在你内部，要知足。类似的告诫遍布历代各家典籍。例如，老子提出了"知足不辱，知止不殆，可以长久"。苏轼写过一首关于"知足"的词名曰《满庭芳》：

蜗角虚名，蝇头微利，算来著甚干忙。事皆前定，谁弱又谁强。且趁闲身未老，尽放我、些子疏狂。百年里，浑教是醉，三万六千场。

思量。能几许，忧愁风雨，一半相仿，又何须，抵死说短论长。幸对清风皓月，苔茵展、云幕高张。江南好，千钟美酒，一曲满庭芳。

尽管如此，知足的人并不多。许多人以为，占有或拥有，才会使自己幸福。然而，众所周知，欲望是无限的。有人提出，人生有两大悲剧：一是我不能得到我想要的；二是在我得到我想要的那一刻，突然意识到，那不是我真正需要的。正如下面这则故事所示：

　　一个煤老板，腰缠万贯，正值壮年，因为财大，所以气粗。他要风得风，要雨得雨，几乎没有办不成的事。自然各种应酬也多，身边也美女如云。但天有不测风云，他得了恶性肿瘤，医生说他没有几个月好活了。但他哪里能死心呢，遂带着一群保镖，开着豪华车队，车上装满钱，到北京一家大医院求治，他让手下抬着几袋钱，对医生说："钱不是问题，我只要你治好我。"医生摊开双手，说："钱真的不是问题，就是没有钱也行，只是治疗真是个问题。"

玛丽·莫里斯曾提出："只有我们自己才能肯定我们会得到满足。枯井无水充填。井水，来自内里，来自地下的甘泉和溪流。"可是又有几个人能明白呢？作者已故的父亲曾经是个赤脚医生，懂点医学，在自己患肝癌后不愿去医院手术介入治疗，而且不时地下厨给子女烧饭做菜，母亲问他为什么。他说，在山沟里培养出几个有出息的孩子，一个还是研究生，这一辈子已经知足了，没有必要再到医院里受罪了，现在只是希望在有限的时间里给家人留下一些美好的回忆。

庄子说："那些嗜欲太深的人，他们天然的根器就短浅。"在《逍遥游》里，当尧想将天下禅让给许由时，许由不为权势和名利所动，他在回绝尧时说："鹪鹩在森林筑巢，所需不过一些树枝，鼹鼠到河里饮水，所需不过满腹。"

的确，我们真正需要的并不多。适度的饮食、性、睡眠、保暖、亲情、爱情、友情、探索即属足够。庄子认为："荣贵、富有、尊显、威势、声名、利禄六项，是扰乱意志的。姿容、举动、美色、辞理、意气、情意六项，是束缚心灵的。"许多经历生命变故，尤其是"在鬼门关走过一趟"的人，往往对此深有体会。正如美国石油大亨默尔的经历所示：

两伊战争爆发石油危机，美国石油大亨默尔在欧亚美洲奔波，终因心脏旧疾复发而被送往英国的汤普森医院。他在医院包了一层楼，增设电话机和传真机，将医院变成他石油王国的临时指挥中心。但在一个月后出院时，他却搬到苏格兰乡下，而且卖掉了自己的公司。后来记者问他为什么会如此决绝？默尔说因为他在住院时，看到医院大楼上的一排字："你的身躯很庞大，但你的生活需要的仅仅是一颗心脏！"那是肥胖的好莱坞影星罗斯顿因心脏病发作在这家医院过世前所说的话，院方将它刻在医院大楼的外墙上，借以提醒世人。默尔在传记中强调道："富裕和肥胖没什么两样，也不过是获得超过自己需要的东西罢了。"

心理卫生科的临床经验告诉我们，那些不知足的行为与成瘾行为相似，是对内心深处无能感和无价值感的补偿，是过度的"价值条件化"的结果。人本主义心理学家罗杰斯提出：

> 每个人都存在着两种价值评价过程。一种是人先天具有的有机体的评价过程，另一种是价值的条件化过程。价值条件化建立在他人评价的基础上，而非建立在个体自身的有机体的评价基础之上。个体在生命早期就存在着对于来自他人的积极评价的需要，即关怀和尊重的需要。当一个人的行为得到别人的好评，被别人赞赏时，这种需要得到满足，人会感到自尊。然而，在一个人成长的过程中，这种需要的满足常常取决于别人。比如：父母总是根据孩子的行为是否符合自己的价值标准来决定能否给予孩子关怀和尊重，也就是说父母这种尊重的积极评价是有条件的，这个条件就是孩子的行为是否符合自己的价值标准，也就是价值的条件化。

可以看出，价值条件化的过程就是迷失自我的过程。一个人的价值条件化越多，那么他对事物本质的把握就会越少，给自己带来的身心痛苦就越多。因为，一个人不可能始终能够达到一种恒定的要求，因此，纵使他用一生的时间都选择迎合外在的标准，他也会感到挫败。于是，当一个人发现自己无法成为世俗中的成功者后，他就可能会选择伪装，进而不惜一切代价掩饰。他可能会非常虚荣，借着名牌、名车、名人等为自己增光，努力维持"我是成功者"的假象。他也可能不肯认错，因为面子变得比一切重要。有些人可能走向反面，干脆连假装也省了，"既然我做不到你们所要求的成功，那就连力气也不费了，看看谁能把我怎么样"。甚至有些人从此开始在毒品、网吧、游戏、赌博中寻找满足。就像《天龙八部》中的慕容复一样，既然我无力复兴大燕国，干脆疯掉，在一群小孩中称皇帝。

怎么解决不知足问题呢？方法是去"寻找自我"。因为一个具有清晰自我价值的人，会很自然地承认自己只能在自己的田地里播种适合自己的作物，而不会想在有限的耕地里播种一切。例如，在准备结婚找对象的时候，他不会去规定学历、身高、相貌、收入等方面的硬指标，而是去思考一个妻子/丈夫对自己意味着什么，自己究竟需要从婚姻中得到什么，什么样的婚姻关系适合自己，等等。庄子在《让王》中的这段话可以为我们解决不知足问题提供参考：

> 中山公子牟对瞻子说："身在江湖之上，而心念念不忘朝廷，怎么办呢？"瞻子说："重视生命。重视生命就轻视利禄。"中山公子牟说："虽然知道，但是不能克制自己。"瞻子说："不能克制自己那就顺其自然，这样心中才不会有厌恶之情。不能克制自己又要勉强不顺自己的心意，这就叫双重伤害。受到双重伤害的人，就不能高寿了。"

庄子通过这段话告诉我们，当某些欲望在频频向你招手，而又让你难以排除时，可以采取两个步骤：首先是重新定位这些欲望，看看它是不是我们真正的需求，如以"看重生命"来淡化"对名利的渴望"。英国哲学家罗素年轻时性欲旺盛，染上了手淫的习惯，他觉得这样不太好，但想戒却又戒不掉，为此深感痛苦。后来他爱上了一位女子，心中充满对纯洁爱情的向往，手淫的习惯就自动地戒除了。

其次，如果在努力化解但还是没有办法克制某些欲望，那就"顺其自然"，因为一再勉强自己去做自己做不到的事，只会因挫败而更加厌恶、鄙视自己。戒瘾过程中的替代治疗就是这一方法的具体应用。

需要注意的是，这并不是放任自己去追求、饱餍各种欲望，而是因为有许多欲望，你越是抗拒、越是禁止，它就会变得越有诱惑力。正如下面这则伊索寓言故事所示：

> 古里中有一个叫赫拉克莱斯的神，这个神周游四方，是制服猛兽和怪物的高手，英勇无比。一天，他在路上行走，被一个苹果大小的石头绊倒。"这个东西"绊倒了赫拉克莱斯后，逐渐变大，于是赫拉克莱斯就用手中的剑剁它。没想到这个东西越剁越大，最后终于大到足以压倒赫拉克莱斯。这时阿苔娜女神经过这里，对赫拉克莱斯说："如果你再反抗，'这个东西'就不只是变大，它还会用其他方法对待你。"听了阿苔娜女神的话，英勇无比的赫拉克莱斯也觉得自己的行为愚蠢，于是收回宝剑。果然，等赫拉克莱斯一走开，这个巨大的物体立即变小，恢复到苹果一样大小。

有心理卫生科临床经验的人都知道，心理障碍者比较常见的一种心理冲突是，"感到控制不住自己的情绪和思想，同时又觉得非控制住不可"。对于这类来访者，我们会告诉他，烦恼＝欲望÷有效的行动。如果想减轻烦恼，你就需要降低欲望，增加有效行动。

对于焦虑症、强迫症、躯体症状障碍而言，你首先要允许身体症状的存在、头脑中令你不适的念头存在，同时要恢复正常生活，做对生命有意义的事。如果这些症状、念头实在太过强烈，偶尔屈服一次也无妨，没必要生气和气馁。对于治疗成瘾症、冲动障碍的方法也是如此。这就是我们"禅疗"中的"正念"。

下面再借"石匠的故事"强调一下知足的重要性：

> 很久很久以前，有一位石匠，干活累了，于是停下来，在巨大的石堆旁边休息了几分钟。他看到一位贵族和他的仆人们从周边的树荫下缓步穿过。
>
> 石匠看到这位富裕的贵族穿着奢华、生活优裕，他突然感觉自己的工作变得异常艰辛。"啊，要是我能成为一个富人就好了。"他期盼道，"那样我就满足了！"突然，山谷里传来了一个声音回答道："你的梦想会变为现

实，你很快会成为一位富人！"

当石匠回到家时，他吃惊地发现，自己过去破旧的房子变成了一个富丽堂皇的宫殿。石匠喜出望外，不久，他彻底忘记了自己过去的生活。有一天，当他在市场闲逛的时候，他感到一束太阳光照到了脸上，十分舒服，于是他期望自己要是能变成太阳就好了。于是，他立刻变成了太阳。

变成太阳之后，他感觉自己拥有了无穷的能量，他照亮了整个世界，他的光线照耀到了高贵的国王，也照耀到了贫穷的鞋匠。但过了不久，一朵云彩移到了他的面前，并遮住了他的光线。"这是什么？"他疑惑道，"做一朵云彩比太阳更好啊！哦，如果我能成为云彩就好了"。

他又如愿地变成了一朵云。他遮住了太阳的光线，连续几周他倾倒下瓢泼大雨，于是河流溢出了河岸，庄稼和稻田全都浸泡在水里。城市和村庄在雨水的巨大威力面前满目疮痍，但他发现，只有山坡上巨大的石头岿然不动。"这是什么？"他惊叹道，"作一个石头要比我现在更好啊！哦，我要是变成石头就好了"。

于是他真的变成了石头，他因为自己的巨大能量而深深自豪。他骄傲地站立着，无论是太阳的热量还是大雨的威力都不能令他动容。"这才是最好的自己！"他对自己说。但很快就听到自己脚下传来一个奇怪的声响，当他低头看时，他发现一个石匠正在一块一块地劈他！然后他生气地尖叫道："啊，我要是一个石匠就好了！"

很快，他又一次变成了石匠，并且，在今后的余生里他都对此相当满足。

直面恐惧

奋力前行

尽管一时无路可走

不要望眼欲穿那漫漫长路

那不是为人而设

走进内心

但不要去走恐惧驱使你走的路。

——鲁米

有一次，佛陀在摩揭陀国游化，住在摩鸠罗山。那时，佛陀身边的侍者还不是尊者阿难，而是尊者那伽波罗。这天傍晚，天色才暗，天空飘着细雨，又有间歇的闪电，佛陀在室外的空地上经行。

这时，三十三天的统领释提桓因，知道佛陀在屋外经行，于是变化出一座琉璃宝塔，带着去拜见佛陀，以表示对佛陀的崇敬。当他见过佛陀、向佛陀顶礼后，就跟随在佛陀后面经行。

佛陀为了提供天帝释多一些经行的机会，所以经行的时间比平常要久。尊者那伽波罗看不到佛陀后面的天帝释，更不知道佛陀比平常经行的时间久是为了天帝释。而依据当时的惯例，侍者要等到所侍奉的老师结束禅修后，才能去睡觉，所以尊者那伽波罗一直没办法就寝。

或许是因为感到太疲惫了，尊者那伽波罗开始想办法要让佛陀停止经行，以便自己可以赶快去睡觉。

当时，摩揭陀国人有一个习俗：当小孩子夜间哭闹不停时，大人们便说，住在摩鸠罗山的摩鸠罗鬼来了，小孩就会害怕而停止哭闹。尊者那伽波罗竟然异想天开，想装成摩鸠罗鬼来吓佛陀，以为佛陀会害怕而停止经行。于是，尊者那伽波罗就将一件毛织物翻转过来，披在身上，让自己身上看起来像是长满了长毛的摩鸠罗鬼，然后躲到佛陀经行小路的尽头处，准备吓佛陀。

当佛陀走过来时，尊者那伽波罗就跳出来，对着佛陀大喊："摩鸠罗鬼来了！摩鸠罗鬼来了！"佛陀当然不会被吓着，于是对尊者那伽波罗说："那伽波罗，你这个愚痴人！想以摩鸠罗鬼的样子来吓如来吗？那是连一根毛发也撼动不了我的，我离恐怖已经很久了。"

这时，跟随在佛陀后面经行的天帝释对佛陀说："世尊！僧团里也有这种人吗？"

佛陀回答说："憍尸迦！僧团中广纳各类不同根性的人，他们在未来，都会成就清净之法的。"

这个故事表明，佛陀不仅自己不会被吓倒，而且对自己创造的应对恐惧的方法也非常有信心。凭的是什么呢？《律藏》中的记载提供了答案：

在菩萨（没有觉悟的佛陀）离开王宫，经过了 6 年无益的苦行而放弃这些极端的行为后，他来到印度贝那勒斯的原始森林中，继续他自己的探索。在夜间的森林，经常有野兽出没，或者风吹树叶发出古怪的声音，这些让菩萨经常毛骨悚然。这些惊恐让菩萨了解到自己的内心恐惧，其实是自己心念的创作。于是他开始尝试运用一种新的方式练习自己的心。

佛陀回忆道，当自己晚上因为风声吹起或者野兽经过，而不经意地毛骨悚然时，他暂时保持不动，让自己体会自己毛骨悚然的感受，或者内心恐惧的感受，菩萨觉知这些内心流过的心理现象，不作评判也不作幻想，也不回避它们，而仅仅和这些感受在一起。直到这些感受开始自己消失，他才开始移动自己。

这样练习几个月之后，菩萨逐渐了解到这些恐惧体验的心理性和无常性，开始具备如实地正念觉知自己身心各种体验的能力。

之后，他步行到了贝那勒斯的菩提迦耶树下，依据这种正念继续练习，不久达到了真正的觉醒。

佛陀告诉我们，只要直面恐惧，采取觉知、不评判、不回避体验的方式，就能消除恐惧的不适感。这对我们日常生活具有重大意义。

在现实社会中，每个人或多或少都会有些让自己感到害怕、恐惧的事情，例如，有的人怕蛇、狗、蜘蛛等动物，有些人怕去医院、商场等人多的地方，有些人怕与人交往、当众演讲等活动，有些人怕脏、怕疾病，更不要说怕死亡了。他们一想起这些让人畏惧的事就感到焦虑不安，惊慌不已，于是逃避成了最常用的策略。可是，逃得了一时，却躲不过一世，自己的人身自由还会因此而受到很大的限制。正如庄子的一个寓言所示：

> 有一个人害怕自己的影子，嫌恶自己的脚印，想要避离而逃跑开去，跑得越多脚印就越多，跑得越快却影不离身，自以为跑慢了，于是更快跑不停，结果精疲力竭而亡。他不知道阴暗的地方影子就自然消失，静止下来自然也没有脚印，这真是愚昧啊！

可以看出，庄子提出"静止下来"的方法与佛陀所运用的方法是一致的。从心理卫生科临床看，这些方法的确是治疗各种恐惧症的经典疗法。

根据四念住禅"观身如身、观受如受、观心如心、观法如法"等原则，现代心理学界开发出的"正念疗法"、"内观疗法"，对焦虑症、强迫症、抑郁症等心理障碍，以及慢性躯体疾病的疗愈非常有帮助。我们临床常用的"接纳"、"停顿"、"专注"、"旁观"等"禅疗"技术也来源于此（有兴趣者请参阅作者所著的"禅疗三部曲"之《做自己的旁观者：用禅的智慧疗愈生命》）。

下面是一位强迫症的来访者在应用"禅疗"直面恐惧念头时的体会：

体验一

上床之后，一开始也有一些不好的意识飘过来，但我记得包博士的话，就让它们飘过来，不要试图去顶它，也不要试图回避它。其实，要回避也回避不了，它就是迎着我来的。但我把一个被动应战者的角色，转成一个旁观者的时候，这些念头虽然来势汹汹，就像恶浪巨涛一样，但现在我站在岸上，并不是在水中，我就看着它流过去了，流远了，我慢慢地就安心，竟然睡着了。这是我很多天以来，第一次这样睡着。

体验二

下午3点，我开始看包医生嘱咐我一定要看的日本动画电影《千与千寻》。这个片子我在办公室看过一小部分。我从来没有看过这类片子，觉得有些恐怖，就没有再看了。昨天包医生问我看过没有，所以我这两天必须要看。下午我就打开小平板电脑看这部影片。应该说，我还是不喜欢这种调子的片，看得我的心更慌慌的，而且，这时我又觉得累了，所以就放下电脑，去做观呼吸。

这次观呼吸，效果也非常好。我的方法跟刚才午睡时一样，任那些念头任意地飘，但很快这些念头就飘走了，我好像进入了一种虚空的状态。后来虽然也看到一些念头像影子般飘来飘去，但始终不能粘着。睁开眼后我一看，这次观呼吸做了二十多分钟，也让我休息了一下。

从午睡和这次观呼吸的情况来看，对付强迫症还是有办法的。现在看来，我首先要树立信心。这两天猝不及防地这么多不良念头的来袭，几乎把我所有的信心都摧垮了。我如果不重塑信心，那就没有办法和力量重新站起来了。再就是一定要把观念转变过来，不要去顶所有的念头。这些念头就像野兽，你不惹它，它就跟你和平相处；如果你惹了它，它对你也就不客气。这样想的话，或许能把恐惧心理减轻下来。

正如包博士在其所著的《与自己和解：用禅的智慧治疗神经症》和《唤醒自愈力》中所写，我还有一个想法要树立起来：以后这些不明所以的念头来袭，可能还会有。我要有思想准备。对待它们，也是要采取坦然受之的态度。

体验三

昨夜终于有惊无险地过了这一夜。

所谓有惊，其实从昨天黄昏开始，我还是非常担心的，不良念头还是不断地飘过来，我当时有些恐慌，只怕被击中、被击倒。到了下半夜睡不着的时候，又有对恐惧的恐惧，我有些慌乱。

所谓终于无险，是我在不停地做内观呼吸，即使不良念头如浊浪排空，我都坚持做，有的时候顺利些，不顺利的时候，要几十分钟才能入静。

现在有些体会到了"禅疗"中内观呼吸的价值了，它不仅是一种方法，更是一种态度和理念。

下面借电影《飞屋环游记》强调一下"直面恐惧"的意义：

已经78岁的气球销售员卡尔·弗雷德里克森自小就迷恋探险故事，曾经希望能成为伟大的探险家。当他还是一个孩子时，遇到了有着同样梦想的女孩艾丽，他们一块长大并结婚了，相伴到老。卡尔与老伴艾丽拥有共同的愿望——去南美洲失落的"天堂瀑布"探险。然而，老伴的去世让原本不善言辞的卡尔变得性格怪僻，更加沉默寡言起来。这时候，政府计划要在卡尔所住的地方重新建房，而卡尔不愿意离开拥有美好回忆的屋子。正当政府打算将他送到养老院时，他决定去实现他毕生的愿望。不过，他并不是打算一个人去，而是和他的屋子一起去，于是卡尔在屋顶上系上成千上万个五颜六色的氢气球。

当遮掩气球的帐篷掀开时，色彩斑斓的气球全部腾飞起来，将卡尔的屋子平地拔起，飞向空中。正当他独自享受这伟大之旅时，突然传来一阵敲门声，结果他发现他最大的"噩梦"就在屋外——一个过分乐观、自称为"荒野探险家"的8岁小男孩小罗。但一切为时已晚，卡尔不得不带上小男孩一起踏上这惊险刺激的探险之旅。

在丛林里，卡尔和小罗遇到了新的朋友——长着长长红色的喙的一只色彩斑斓的大鸟（就是探险家蒙兹发现的新物种），这只鸟真的很大，还喜欢吃巧克力，小罗给它起名叫凯文，鸟很喜欢小罗，但不太喜欢卡尔；接着两人又遇到了第二个朋友——会说话的狗"逗逗"。

随后，爷俩被带到一个飞艇里，他们发现这个飞艇的主人居然就是探险家查尔斯·蒙兹，他的目的是抓住大鸟，证明自己。得知蒙兹为达到目的会不择手段后，爷俩抢先逃跑。在把大鸟放回家时，蒙兹赶到并带走了大鸟……然后，爷俩就和蒙兹展开了搏斗，要救出大鸟。但蒙兹从飞艇中放出飞机，干扰飞屋前行……

　　搏斗过后，蒙兹和飞屋都坠下云层。而爷俩和大狗与大鸟道别后，驾驶着蒙兹的飞艇回到了城市，小罗也获得了由卡尔奖励的徽章。他们的飞屋最终随气球独自飘落在"平顶山脉"的仙境瀑布边上（而蒙兹下落不明），实现了艾丽和卡尔一生的梦想。

至德无德

疯子并不是失去理性的人，疯子是除理性外失去了一切的人。

——切斯特顿

有一个学僧到智常禅师的道场来参学。智常禅师正在锄草，草丛中刚好爬出一条蛇，禅师举起锄头便砍。学僧很不以为然地说道："很久就仰慕这里慈悲的道风，到了这里，却只看见一个粗鲁的俗人。"

智常禅师道："像你这么说话，是你粗，还是我粗？"

学僧仍不高兴地问道："什么是粗？"

智常禅师放下锄头。

学僧又问："什么是细？"

禅师举起锄头，作斩蛇的姿势。

学僧不明白智常禅师的意思，道："你说的粗细，叫人无法了解！"

智常禅师就反问道："且不要依照这样说粗细，请问你在什么地方看见我斩蛇？"学僧毫不客气地说："当下！"

智常禅师用训诫的口气道："你'当下'不见到自己，却来见我斩蛇做什么？"学僧终于有省。

文中的学僧看来受中国传统儒学教育的影响很深，具有很强的道德观念。在智常禅师看来，这种满嘴的道德仁义往往具有欺骗性，因而提出："你'当下'不见到自己，却来见我斩蛇做什么？"

《笑傲江湖》中的岳不群即是其例。他在论述五岳并派时慷慨激昂地说道：

……因此，我武林中宗派分还不如合，千百年来，江湖中的仇杀斗殴，使多少武林同辈死于非命，究其原因主要是因为各宗派门户不同所致，所以我就想啊，如果我们武林中没有宗户门派之争，天下一家，大家都像同胞兄弟一样，那种种的流血惨剧，也就不会再发生了，有多少英雄豪杰也不至于英年丧命，这世上也就不会再有那么多的孤儿寡母，所以我认为，五岳并派造福于江湖同道，实为各家各派之典范，堪称武林中千古之盛举。

不仅如此，为了表示自己的德行"高尚"，为与"魔道"划清界限，岳不群还把自己的徒弟令狐冲折磨得死去活来。遗憾的是，用不着跟方证大师和冲虚道长比较，岳不群甚至不比"魔道"中人"高尚"，他所暴露出来的恶行令人发指。难怪少林方证大师在令狐冲陷入困境时开导道："评价是自己给自己的，别人不能增一分，也不能减一分。"

类似岳不群的情况在历史上并不少见。即使反社会性人格障碍者也具有这种或那种道德观念，他们对区分善恶的标准有清楚的认知，说起来头头是道。然而，由于缺乏道德情感，有些甚至连起码的同情心、怜悯心、共情能力都没有，导致很多人披着一张"高尚"的外衣，却干着"唱红黑打"等伤天害理之事。诺贝尔文学奖获得者莫言曾用下面的故事讽刺这种现象：

有八个外出打工的泥瓦匠，为避一场暴风雨，躲进了一座破庙。外边的雷声一阵紧似一阵，一个个的火球，在庙门外滚来滚去，空中似乎还有吱吱的龙叫声。众人都胆战心惊，面如土色。有一个人说："我们八个人中，必定有一个人干过伤天害理的坏事，谁干过坏事，就自己走出庙接受惩罚吧，免得让好人受到牵连。"自然没有人愿意出去。又有人提议道："既然大家都不想出去，那我们就将自己的草帽往外抛吧，谁的草帽被刮出庙门，就说明谁干了坏事，那就请他出去接受惩罚。"于是大家就将自己的草帽往庙门外抛，七个人的草帽被刮回了庙内，只有一个人的草帽被卷了出去。大家就催这个人出去受罚，他自然不愿出去，众人便将他抬起来扔出了庙门。那个人刚被扔出庙门，那座破庙便轰然坍塌。

因此，道德是说教不出来的，不与道德情感相匹配的道德观念是有害无益的，因为道德深深根植于人性。正如分析性心理学家荣格所写："每一种好的品质都有阴暗面，任何善的事物都无法避免这样一个事实：即它形成的同时，与之相对应的邪恶也产生了。"

从分析性心理学角度看，表面的德行是一种人格面具（或称自我意象），是一个自我选择的角色，它选择的依据是规则、传统、理想和集体或文化的价值。与之如影随形的是阴影，是那些与个体有关的被压抑的、未知的、邪恶的经验之类，它会明显地投射到他人身上，有时具有很强的破坏性。例如，一个表面过分乖巧甜蜜、天使般的女人可能具有尖酸、残忍的阴影。罗伯特·路易斯·斯蒂文森的名著《双面医生》中的角色也是如此：他表面上是一个出色的医生，但背地里却是一个魔鬼般的罪犯。我们周围的贪官、奸商，甚至部分的"道德模范"、"尽职/感动/最美 XX 人"亦是如此。

老子认为，所谓的道德、仁义、礼仪、道义，根本不是大道，而且是悟道的障碍。他在《道德经》中提出：

> 上德不德，是以有德；下德不失德，是以无德。
> 上德无为而无以为；下德无为而有以为。
> 上仁为之而无以为；上义为之而有以为。
> 上礼为之而莫之应，则攘臂而扔之。
> 故失道而后德，失德而后仁，失仁而后义，失义而后礼。
> 夫礼者，忠信之薄，而乱之首。
> 前识者，道之华，而愚之始。
> 是以大丈夫处其厚，不居其薄；处其实，不居其华。故去彼取此。

老子的意思是说：达到"上德"之人不表现为外在的有德，因此是有"德"；"下德"的人表现为外在的不离失"德"，实际是没有"德"的。"上德"之人顺应自然无心作为。"下德"之人顺应自然而有心作为。"上仁"之人要有所作为却没有回应他，于是便扬着胳膊强迫他人。所以，失去了"道"而后才有"德"，失去了"德"而后才有"仁"，失去了"仁"而后才有"义"，失去了义而后才有"礼"。"礼"是忠信不足的产物，且是祸乱的开端。所谓"先知"，不过是"道"的虚华，由此愚昧（浑浊）开始产生。所以大丈夫立身，不拘于浅薄虚华而求敦厚朴实。所以要舍弃浅薄虚华而采取朴实敦厚。

在历代的政治运动中也可看到这一现象：许多人对自己的道德水平估计过高，常以道德观念强和富于正义感自负，在整人时惯于使用激发耻感和内疚的手法，但这种人一旦挨整便显得异常脆弱，经不起鸡毛蒜皮的揭发和追究，一下子就垮了。其中的心理学原因是，这种人的道德是表面的、过于勉强的，他们总是用"应该"压抑自己的情欲，而自认为不应该的处于压抑状态的情欲是经不起考验的。

在心理卫生科临床，许多强迫症患者的痛苦往往跟"与道德情感不匹配的表面化道德观念"有关。例如：

伤害性强迫症患者经常会出现一些具有暴力或伤害性的、不必要的侵入式思维，如：害怕自己会对他人或自己进行突然攻击或暴力袭击，害怕自己会伤害亲近的或心爱的人，害怕自己不能妥善处理暴力念头，害怕自己对某个人下毒……

关系强迫症患者由于难以容忍在人际关系质量、他人感情真诚度方面出现不确定性，而出现"如果……怎么办"的担心。如：如果我并不是真正爱我的另一半，怎么办？如果我更适合其他人，怎么办？如果我无法停止这些与伴侣有关的想法（身体特征、人的性感部位、价值观差异等等），怎么办？……

顾虑强迫症患者高度重视哲学、宗教、人生信条或者规则、存在意义等内容。其中，有道德顾虑强迫症的人由于惧怕内疚感或来自社会的惩罚，持有非黑即白的观念，用绝对的对错标准来评价人的行为，而出现如下的强迫思维：我的内在很邪恶，我必须答应别人所有的要求，我不能有任何潜在的自私行为，我永远不能冒犯别人，我必须确保自己没有浪费资源……

如何解决"至德无德"现象呢？

首先，我们必须承认自己是普通人，别人具有的脆弱人性也必然存在于自己的身上，绝无例外可能。这样，如果再借助正念禅修、平常心修习等方法，我们就会减少投射或压抑自己阴影的可能，我们的人格面具与阴影也可能获得整合。这或许是维克多·迈尔（Victor Mair）曾将中文中的"德"转译为"诚实与完整"（integrity）的目的所在。

其次，培养愉快的道德情感（简称为道德愉快）。这种情感不是直接依赖于别人的奖励，而来源于行为者本人的自我肯定的评价或自我奖励，是指一个人在进行自认为对别人有利的行为过程中，或当他看到行为给别人造成有益的效果时所体验到的愉快。这种道德愉快最具特征性的表现是：当行为给行为者本人造成身体不适和疼痛甚至威胁生命时，或者，当行为与来自社会的任何报酬都没有联系时（如别人根本不知道），或者，当行为招致了别人的否定评价甚至谴责时，行为者基于道德上的自我肯定而感到愉快。修习禅学中的慈悲冥想、宽恕冥想有助于培养道德愉快。

下面举一例强迫症患者的情况来说明一下"至德"所造成的危害：

　　该来访者系 46 岁男性，研究生学历，任某单位人事处主任兼宣传处主任，其自我评价为正能量充足，工作踏实、爱岗、敬业、没有不良嗜好、家庭和睦，组织的考核基本上是优秀，多次有机会提拔升迁而自己都予以谢绝。

　　来访者患强迫症 10 余年，以前对尖锐的东西、毛发比较敏感，曾数次尝试药物治疗无效。目前头脑中出现频繁的尿意，不自主地想到生殖器，看到妻子在家拿着手机"发红包"和"抢红包"就生气，产生想打她的冲动。来访者为此非常恐惧。

　　在咨询进一步深入时，来访者向医生透露了一件以前的"不道德"行为：他十来岁时一次无意中看到大姐女儿的私处，很是好奇，晚上同床睡觉时不自觉地去摸了其大腿，但由于害怕而及时控制住自己的不良行为，现在一见大姐女儿及其家人就害怕。

　　这么多年以来，该来访者从来不读"西方资本主义国家"的文学作品，几近"非礼勿视，非礼勿听，非礼勿言，非礼勿动"，试图通过接受正面教育，运用正能量和严格的道德标准来弥补曾经的"过错"。

　　可是，这些正面的道德行为并没有抵消曾经的"过错"。不良念头最近似乎越来越频繁了，并不时出现与性有关的梦。下面是其中的三则梦日记：

梦日记一：跟同事们一起参加聚会，好像在一个很大的会堂，会堂里开始人并不多，这时进来一位大家都爱称她"花姐"的女同事。在她落座的时候，我开玩笑地跟她说："今天怎么只有你一个人来，你家的那个人呢？"忘了花姐是怎么回答的，但我接着说："今天那么多同事在，你可要好好坦白一下你们的恋爱故事呵。"很多人都附和，其中有一位说："今天大家来八卦八卦。"我说："我已经很久没有参加大家的八卦了。"

或许今天的八卦内容大家都感兴趣，会堂里人越聚越多，密密层层。但似乎来了一些政法机关的人员，他们在布置前台，好像他们要在这里搞一个类似公审之类的大会。这样，聚集到这里的人就更多了。我赶紧跑上台，找到一位负责人，对他说："在你们开会之前，我们要先开一个八卦会，很快就好的。"

就在我重新走下来的时候，梦就醒了。

梦日记二：在一片草地上，很多人坐着，这是春日或者秋日阳光比较明亮的日子。后来不知怎么，我走到一位斜躺在草地上的女士身边，这位女士似乎认识似乎又不认识。她拉着本人的腿，在她的大腿之间摩了一下，一阵心惊之后，就醒了。

当时妻子已经睡了，发出轻轻的鼾声。我感到非常羞愧，我不能再睡了，我想坐起来，但想起包医生的话，我还是按捺住自己，尝试着先接纳它，虽然是困难的，但心中的火慢慢降下来了。然后我又套上耳机，做躯体扫描，做着做着，不知什么时候，就睡着了。

但我又被第二个梦惊醒了。

这是小时候在老家的老房子。梦境开始的时候，刚好是天亮。我醒来后，发现身边有个少妇，她也正在醒来。她坐起来，在床里找到两顶一红一蓝的摩托车头盔。但正待下楼的时候，听到我哥哥上楼来的声音，她就把自己藏在了门背后。待我哥哥下楼之后，她正准备下楼，这时有个黑影不知从哪个角落冲出来，原来是个男士，不知什么时候也藏匿在这里，但他似乎不知道房间里的情况，冲下楼去了。待他下楼之后，这个女人也跑下楼了。

我被脚步声惊醒了。

梦日记三：昨晚这两个梦都与性有关。第一个竟然梦到了自己的女同事，平时与这个女同事的关系一般，她怎么会走进我的梦里呢？而且我会抚摸其身体？虽然仅是个梦，让我今后回到单位，怎么面对其人呢？

到了凌晨四点左右，又有一个梦，好在女性面目不清，不知其谁，但她主动引诱，展露身体，把我惊醒。我很懊恼，我现在正在艰难之际，力避各种强迫刺激的触发，但做什么梦，这是我完全没有能力控制的。此前我恐惧黑夜，现在则连睡眠都要害怕了，怎么办？

来访者在日记中不断责怪他自己："怎么尽做这样的梦呢？"他在日记中写道："这样的梦，给我的心理压力很大，我感到羞愧万分，我的心被羞愧所纠缠，以至于我不敢见人。我向来以为自己是一个正人君子，事无不可对人言，同事们也都很信任我，认我为正派的人，但现在这些念头、这些梦，几乎都是无法向人说起的。我知道，如果能够向人倾诉，病人的心理压力就能减轻。但这些越来越沉重的心理负担，我都一个人憋在心里，哪里能憋得住？我没人可说，我实在憋得慌。"

当他听医生说梦在告诉您"不必隐藏真实的自己，也不必让自己的生活处于情感上的自我保护或隔离状态"以及"克服社会分隔的需求"之后，出现了一脸的茫然。当他看完医生布置给他的电影《黑天鹅》之后，给医生写了如下的观后感：

"包医生，我已经看过《黑天鹅》，尽管我很理解导演这样的处理，我自己也是学文学的，知道要演好一个角色，必须先体验各种角色。而且片子所诠释的"完美"，也跟一般人理解的"完美"概念不一样，只有充分解放人性的人格，才是完美的。但这是艺术，具体到生活，具体到本人的毛病，我还是不能接受，我还无法打破道德的面具，似乎这面具是铁甲的。自从到您这里就医以来，您就一直试图让我领悟一个道理：不要用道德来谴责自己，因为那些事是正常的人性表现。但我无法说服自己，我还是觉得过去的有些事不能原谅。

"您的提示和这些片子，反而让我记起了XX而更加不安。我有时在想（又是对您相当不敬的话）：您自然是在拯救我，但我屡次有被击倒的痛苦，可以说是无情打击。因为您撕开了我最私密的记忆,动摇了我对自己的信念,让我觉得自己很丑陋!"

在认知行为治疗失效后,医生对他进行了一年多的心理分析以及禅疗,终于突破其顽固的"道德"防御屏障,使其灵与肉、理智与情感、显意识与潜意识产生了沟通与结合,面具和阴影得到了整合。

自由是成为自己的能力

不是我创造我自己，而是我就是这样成为我自己。

——荣格

一个禅师穿着破旧的衲衣，躺在一棵大树下晒太阳，闭目养神，怡然自得。

一个富有的员外路过此处，看见禅师穷困潦倒的样子，就说："你为什么不去赶经忏？这样可以多赚些钱，不至于落魄至此啊！"

禅师听到员外的声音，睁开眼睛，懒懒地说道："赚钱干什么？"

"可以买衣服，可以吃得好些，也可以盖上一间大的佛堂啊！"

"有了这些以后还能干什么呢？"

"有了这些以后，你就可以放心地享受生活啊！"

禅师说："请你让开一点点，我正在享受的阳光被你给挡住了。"

文中的禅师活得非常自由。因为他在了知生命真相后，不再被世俗假象所蒙蔽，根据自己的选择而生活。下面这则故事具有类似的性质：

有一位贤人，过着清贫而不求闻达的生活，住在破屋里，闲云野鹤，每天以白饭和青菜果腹。徜徉于山林之间，悠游自在。

他有一位邻居，不学无术，却经常往来于王宫与权贵之家，每天过着锦衣玉食的生活，住的是豪宅，吃的是国王赏赐的山珍海味。

有一天，这位邻居以同情的口吻对贤人说："你只要肯多向我学习如何奉承权贵，卑躬屈膝一点，那你就能像我一样荣华富贵，不用过这么清苦的生活，每天吃这么糟糕的食物。"

　　"照你这样说，"贤人回答，"你只要肯多向我学习如何以青菜和白饭维生，安贫乐道一点，那你也就能像我一样，不必去奉承权贵，终日对他们卑躬屈膝。"

　　这两个故事均说明，自由具有个体性，它是成为自己的能力。正如存在主义心理治疗家维克多·弗兰克尔所提出的："刺激与反应之间有一个空隙。这个空隙使我们有能力选择如何反应。正是在我们思考如何做出反应的过程中，我们不断成长并拥有选择的自由。人类最终的自由是在任何给定环境下可以选择自己的态度。"

　　存在主义者认为，一个个体的生命，只是时空中的瞬间，我们每一个人就像某种浮游的蝼蚁，飘浮不定，受各种各样客观状态的限制。同时，作为一种存在意义上的人，又必定会追求自由。用萨特的话说就是："人就是要成为上帝的存在。"用荣格的话说就是："就我们所能获得的认识而言，人类存在的关键目的，是在单纯存在的黑暗中点燃光明。"

　　综观历史，自由有两种，一种是消极自由，它的目的是"随心所欲"、"摆脱束缚"，常通过采取逃避责任、依恋权威、从众、追求时尚和刺激等措施获取。这是大部分现代人的常用方式。他们把性从爱中"成功"地剥离出来，在性解放的旗帜下放纵自己，却遗忘了爱的真正含义是与他人和世界建立联系，从而导致爱的物化、条件化，甚至爱的能力丧失。他们逃避自我，不愿承担自己作为一个人的责任，在面临自己的生存处境时感到软弱无能，失去了意志力。个体不敢直面自己的生存境况，不能合理利用自己的焦虑，而是逃避焦虑以保护脆弱的自我，结果导致自己更加焦虑。他们顺从世俗习惯和权威，不再拥有直面自己存在的勇气，感受不到生活的意义和价值，处于动物式的麻木或虚空之中。他们对食品安全、环境安全、通货膨胀感到焦虑，但他们的反应就像神经症患者的反应一样：用手边的替代物把那些可怕的事实掩藏起来，以便能够暂时缓解焦虑。从存在主义角度看说，这根本不是自由，而是逃避自由。

　　另一种是积极自由，也就是实现自我，充分肯定存在意义上的个人独一无二性，它与责任一体两面。存在主义心理治疗家欧文·D.亚隆提出："进一步说，自由的概念扩展到不仅要为世界负责（也就是将意义注入世界），还要为个人的生活负责，不仅仅是为个人的行动负责，也要为不作为负责。"埃里希·弗洛姆强调："积极的自由还意味着下列原则：除了这个独一无二的个人自我外不应再有更高的权力，生命的中心和目的是人，个性的成长与实现是最终目的，它永远不能从属于其他任何被假定的更具尊严的目的。"

因此，从某种程度上可以说，心理健康的人不是没有焦虑，而是能够直接面对和设法克服焦虑；而心理障碍者则正好相反，他身上的焦虑感迟早会封闭他的自由意识，他会感到自己仿佛戴着紧箍咒、穿着紧身衣似的。相应地，心理卫生科工作人员不应该是这个社会的心理警察，不应该单纯地把适应社会当成治疗目标。罗洛·梅提出："把适应作为治疗的目的就意味着，治疗者是这个社会的心理警察，一种我——作为一个人——从内心感到厌恶的角色。"

作者认为，心理治疗的目的应该是：使来访者摆脱消极自由（逃避自由）的状态，获得积极自由、实现自我的状态；帮助他们自由地觉知和体验到他们作为"人"的潜在价值，进而实现其价值。正如罗洛·梅所指出：

> 心理问题就像是发烧。它表明，这个人的内部结构出了问题，并且正在经历一场为生存而进行的斗争。这反过来又向我们证明某种其他行为方式也有可能行得通。我们的旧的思维方式——尽可能快地把问题消除掉——忽略了其中最重要的事情：这些问题是生活的一个正常的方面，是人类创造性的基础。无论一个人是在建构事物还是重构自己，其情况都确实如此。这些问题就是尚未得到使用的内在潜能的外部标志。

下面以作者本人的部分经历来说明一下"自由是一种成为自己的能力"：

> 我生性内向，空余时间喜欢一个人读书、思考问题，偶尔找几个好友喝茶小聚，大学毕业刚参加工作时曾被单位延期转正1个月，理由有两条：一是不合群，不能跟同事打成一片；二是心不稳，刚工作就有考研究生的想法。但是，领导又说，延期转正之事不会写入档案。对于刚入社会的我，当时的感觉就像遭受了天打五雷轰。但这些经历同时促使我更深入地追问

自由与责任、生命意义和价值等存在性问题。

　　在攻读硕士研究生期间，我一直努力读书与做研究，准备考博或出国。就在以专业第一名的成绩考上某大学研究院的博士生的同时，我的父亲因肝癌去世了。这时我又陷入了人生问题的追问，"读书为了什么，学医为了什么，父亲没过上一天好日子就这么走了，真是枉为人子"，遂毫不犹豫地放弃继续深造和出国。

　　在从事多年的内科临床和科研工作以后，我感觉对疾病的药物治疗不甚满意，对精神科药物和常规的心理治疗方法解决生命深层次问题也不甚满意。在某一年之内，我在如下四个梦的指引下，一头扎进了学习禅学以及存在主义哲学和心理治疗的研究之中。

　　梦境一：梦见满抽屉是 100 元的钱，找不出空间来放东西，非常着急，又舍不得把钱丢掉一些。

　　梦境二：梦见自己的研究项目结题、鉴定，在会中有医院院长、院士、名老中医专家、教授等，他们没有难为我，对我的项目还给予高度地评价，可是我仍然哭得很伤心，醒来后情绪比较低落。

　　梦境三：梦见老婆跟我说要在家生孩子，不愿去医院生产，我试图说服她去医院，在家危险。但在她的坚持下，我带着恐惧感去准备生产用的器具、物品，羊水破了，我也惊醒了。

　　梦境四：整晚梦见电影《飞越疯人院》中的相关内容，梦得很起劲，醒后回味无穷。

　　近年来，我把禅学理念和方法融入到了心理障碍和慢性躯体疾病的疗愈之中，发现经过"禅疗"的病人不仅能大幅度地减少药物的用量和种类，而且来访者的生活质量和健康状况得到了更大的改善，从而提出："禅是东方人的存在主义，存在主义是西方人的禅。"与此同时，我自己的"心灵品质"和"生命品质"也发生了变化，那就是"越来越像自己了！"

下面借电影《傀儡人生》再强调一下"成为自己"的重要性：

　　克雷格·施瓦茨曾是木偶剧演员，在纽约城的一幢写字楼的七楼半做文档管理员工作。一天，在办公室柜子后面寻找一份失落的文件时，克雷格意外地发现了一扇暗门，他好奇地壮着胆子钻进去，便一下子被吸入其中。克雷格穿越时空进入了著名演员约翰·马尔科维奇的大脑中，在十五分钟时间内，他能够控制这个演员的视线，体验他所经历的一切，窥探所有深藏不露的隐私，克雷格感到非常刺激，十五分钟一到，克雷格从马尔科维奇大脑中被弹出，抛落在新泽西州的高速公路旁。

返回家中的克雷格，把他的神秘经历告诉了他的妻子洛特和他的同事马克辛，她们也想去暗门入口尝试一下。面对不可思议的事实，洛特视此为一次难得的商机，200 美元的门票，尝试当一回十五分钟的约翰·马尔科维奇，这会成为一桩不错的生意……

克雷格爱上了这个很有魅力的女人马克辛，但马克辛却与洛特深深地相爱了，洛特借助约翰的身体，与马克辛约会。大受打击的克雷格绑架了妻子，并进入约翰的身体，与马克辛约会，克雷格越来越熟练地控制住约翰，并成功用其威望，发展木偶事业，短短一年时间，约翰成为众所周知的木偶大亨。马克辛已怀有约翰的孩子，但她依然深深爱着洛特。

克雷格在得知马克辛被绑架后，犹豫再三，最终决定脱离约翰的身体。洛特得知马克辛依然深爱着自己，并怀有自己借助约翰身体时的宝宝，二人决定一起生活下去。谁知，几年之后，克雷格已潜入马克辛女儿的身体，窥视着洛特与马克辛的一切……

尊重事实

事实并不是因为被忽视而不复存在。

——艾·赫胥黎

有一天，百丈怀海禅师带领众弟子去农田劳动，突然传来一阵鼓声，有一个和尚一听鼓声便扛起锄头，哈哈大笑着回寺院了。到中午收工吃饭的时候，百丈带领众弟子回寺院吃饭，见先前那个和尚正在打饭哧。百丈便问那和尚："刚才你听鼓声就回院，到底悟到什么了？"那和尚答道："刚才我肚子饿了，听到鼓声我便回寺吃饭。"

故事里的这个和尚挺诚实，他听到鼓声回院吃饭只是因为肚子饿了，强调了尊重身体需求的重要性。类似的故事在禅学中有很多，例如：

有一年夏末，仰山问讯沩山，沩山问他一个夏天做了些什么，仰山说自己在下面"锄得一片畲，下得一箩种"，沩山赞赏他一个夏天没有虚过。仰山又问沩山一个夏天干了什么，沩山说"日中一食，夜后一寝"，仰山说师父一夏也没有虚过。

用人本主义心理学家马斯洛的话说，只有基本需求得到了满足之后，才会产生高级的需求。换句话说，我们必须重视"本我"的需求。

不知从什么时候开始，也不知道从谁开始，我们社会流行着一种与此相反的论调："心态决定一切，心态好，一切都会变好、积极的人更容易成功、乐观的人更健康。"

　　在这种论调的影响下，人们相信只有积极乐观才是通往幸福的正途，是成功的不二法门。他们把消极和悲观视为洪水猛兽，甚至有人把负面情绪与道德捆在了一起。俗语中"你心中怎么没一点正能量呢？""你内心咋那么阴暗呢？"均反映了这种观点。所以，许多人在发现自己最近心态不好、情绪不高时，第一反应往往就是"这可不行，我必须调整心态，重新回到充满'正能量'的轨道上来"。这种情况在心理卫生科的临床经常会遇到，来访者就诊的目的不是让自己的人格得到整合，而是"能睡觉"、"能高兴起来"、"没有不适"等等。

　　从心理卫生角度说，这种论调是有害的，是不尊重事实的表现。因为，在人类的"喜"、"怒"、"哀"、"惧"四种基本情绪中，除了"喜"是一种愉快的体验之外，"愤怒"、"哀伤"和"恐惧"都是令人不快的情绪体验，但它们却占了全部情绪的四分之三。难怪佛陀提出："人生本苦。"从某种程度上可以说，"只要心态好，一切就都会好"的论调其实只是一种逃离辛劳而琐碎的事实和痛苦无奈情绪的借口。从存在主义角度说，持这种态度的人是在逃避存在性困境。

　　有心理分析、存在主义治疗经验的人都会同意：许多时候，具有悲观情绪的人对环境、人类痛苦等存在性困境的理解往往比乐观主义者更深刻。前者能体验到孤独、死亡、无意义等存在性的困境，这样他们就可能不会浪费生命在无聊的事物上，而是更具有共情能力和慈悲心，做伤天害理之事的可能性更少。有研究证据表明，悲观可以给人以极大的动力，来扭转自己当前的不利局面。乐观主义者往往存在侥幸心理，由于认识不到人的存在性困境，所以容易虚耗光阴，当遇到挫折时，他们往往不愿费体力和脑力去摆脱困境，有些甚至逃避到疾病之中。对类似赌博实验的观察也发现，输得最惨的总是那些乐观者。

　　在心理卫生科临床，我们经常要求来访者"尊重病痛"，不要让自己白痛苦一场。在运用格式塔治疗或"禅疗"过程中，我们会告诉来访者：当觉得自己有不对劲的时候，不要问自己为什么不对劲，是什么东西使自己不对劲，而要关注和体验自己是怎么不对劲，自己是怎么对自己进行干扰的。例如，对于头痛、焦虑、恐惧这些不良感受，我们不去问为什么头痛，为什么焦虑，为什么恐惧，而是问现在是怎样头痛的，怎样焦虑的，怎样恐惧的。一个人焦虑时可能会用脚拍打地面，手不停地拉扯衣角，这就是焦虑的方式。通过关注这些方式，就好像通过一扇扇窗户往里面看，必然会越来越认识到哪些东西在自我干扰。再如，对于头痛，我们会请来访者确定疼痛的部位，并要求他在紧张状态下或站，或坐，或卧。我们还会要求来访者把注意力集中在这种痛感上，而不是消除它。

之所以采取这样的方法，是因为我们平常"不尊重身体和心理的事实"，更不会想到"对病痛负责"，只会本能地逃避，把病痛当作异己的力量，想通过药物来驱除病痛。我们容易忽略一个重要的事实：这些病痛都是发生在自己身上的，它们为什么会发生在自己的身上？这是一件十分重要的事情。如果再深入分析下去，我们会发现一个看上去似乎荒谬的观点：这些病痛发生在我们身上是因为我们选择了这些病痛，邀请了这些病痛，这些病痛的存在原本是我们自我选择的一种方式。当焦虑、头痛、失眠这些自我干扰的方式在身上扎根之后，来访者与"自我"就不能直接地接触，我们逃避病痛，而那些正在发生病痛的部分便被病痛接管，我们对病痛无能为力。通过格式塔治疗或"禅疗"，让来访者体验到病痛背后的事实，病痛自然就会消于无形。

下面借助爱默生的一段话再来强调一下"尊重事实"的意义：

盗窃不能让人富有，施舍不会使人贫穷，谋杀行为会发声，石墙也能透过去。哪怕一点点虚伪——例如虚荣心、想给人留下个好印象、博取宠爱的表现——都将立刻玷污所望的结果。然而，只要说真话，一切灵活的或玩冥的东西都是保证人。就是地下的草根，似乎也活动起来，要求替你作见证。因为万物源于同一精神，这个精神因不同的应用而有不同的名目，或叫爱情，或者叫正义，或者叫节制，就像大洋因冲刷不同的海岸而冠以不同的名称一样。人在多大程度上离开这些目标，他的力量及其储备就丧失到什么程度。他正在萎缩……越来越少，变成一粒微尘，一个质点；直至绝对的邪恶带来绝对的死亡。公道一旦被扰乱，冥冥之中的报应总在恢复它的平衡。沉重的衡针，永远垂定在它的线上，无论人还是尘，无论星还是日，必须照它的指示排位，否则，将被它的反冲力碾成粉末。

做大脑的主人

我不惧怕暴风雨，因为我正在学习如何驾驭我的船。

——露意莎·梅·奥尔柯特

宋朝有一将军曹翰，在讨伐南方的贼寇之后，路经庐山的圆通寺，寺僧因知曹翰的军队风纪不好，吓得四散逃逸，只有住持缘德禅师端坐法堂不动。曹翰叫他，他也不理不睬，甚至连瞧一眼都不肯，曹翰英雄式的自尊心受到伤害，非常生气地说道："我的军队路过此间，只想借宿贵寺，让士兵们休息一下，为什么你连一声招呼都没有？你竟敢如此无理，难道你不知道面前站着一个杀人不眨眼的将军吗？"

禅师听后，平静地睁开双眼，回答道："一个军人站在佛前咆哮，如此无礼，难道你不怕因果报应吗？"

曹翰更是大吼道："什么因果报应不报应，难道你不怕死吗？"

缘德禅师也提高了声音说道："难道你不知道面前坐着一个不怕死的禅僧吗？"曹翰非常讶异于禅师胆量，同时也被禅师如此的定力折服，问道："这么大的一座寺庙只剩下你一个人，其他人呢？"

缘德禅师道："只要一打鼓，他们就会闻声回来。"

曹翰就猛力敲鼓，敲了好久，但却没有出现任何人。曹翰不悦道："已经打鼓了，怎么还没有人回来？"

缘德禅师从容道："因为你的鼓声里有杀气，僧众们自然不会回来。"

禅师起立亲自击鼓，不一会儿，僧众就都回来了。曹翰因此信服。

可以看出，故事中曹翰的行为已经被情绪左右了，而缘德禅师自始至终处于平静的状态。亚里士多德曾说："任何人都会发怒——这很容易。但向谁发怒、怒到何种程度、什么时候发怒、为了什么目的、怎样用正确的方式发怒——这很不容易做到。"足见管理情绪之困难。

有医学常识的人都知道，人的情绪、感觉、念头、行为均由大脑控制。因此，要想妥善管理自己的情绪、感觉、念头、行为，必须从"做大脑的主人"入手。

禅学中的"止观"禅修即为此而设。"止"是不管情绪、感觉、念头是多么强烈和糟糕，都把自己的注意力锚定于呼吸或其他锚点上，久而久之，大脑中原先习惯性的神经元会话模式将发生改变。"观"是让各种情绪、感觉、念头流过心中，既不排斥它，也不欢迎它，而只是凝神观察它，若即若离。例如，头脑中流过的若是一件悲伤的往事，你所"观"的不是"我的悲伤"，而是"一种悲伤"；头脑中出现的若是担心，你所"观"的不是"我担心……"，而是"这是焦虑/强迫念头"。依此类推，久而久之，你就可以深刻观照到"我不是大脑"、"我不是感觉"、"我不是念头"、"我不是情绪"等实相。

西方心理学界称此为"分离的觉察"。心理学家狄西拉格认为，"观"的首要目标是在向病人显示他自己心灵动作的过程，他会慢慢发现，在自己的心灵"深处"甚至"外面"，有一个宁静而坚强的"神我"，它能观察、指名、看到追悔既往痛苦或沉湎在将来幸福中的"其他的我"，认同这个中性的、观照的"神我"，才能跳出被大脑奴役的樊笼，脱离苦海。正如雷德·霍克在《自我观察》中所写：

你的狗消失了再也没有回来？

那又怎么样

你的邻居侵犯了你的财产？

那又怎么样

你的父母不爱你了？

那又怎么样

你将自己的伴侣和挚友捉奸在床？

那又怎么样

你的丈夫死于心脏病且医生说你只能再活三周？

那又怎么样

我们的出生就是为了死亡？

那又怎么样

人类处于灭绝的边缘？

那又怎么样

原子弹都掌握在疯子的手里？

那又怎么样

一切如是

一切完全如是

所有的意义和痛苦都因好坏的评判而产生

这种评判专横，主观，基于比较而且毫无意义

你对此强烈地完全反对？

那又怎么样

现代神经科学已为上述观点提供了证据。研究表明，几乎我们所有的神经元都是可以被改变的，即具有可塑性。随着年龄日增，这种可塑性会逐渐下降，但是永远不会消失——大脑绝不会因此而止步不前。我们的神经元总是在推陈出新，打破旧连接建立新连接，并且全新的神经元细胞也总是在不停地生长出来。而禅学中的正念冥想能增强前额叶、扣带回、岛叶的神经元功能，催化我们大脑重新布线。

下面举两则如何"做大脑主人"的案例：

第一例是强迫障碍的来访者，曾在多家医院进行过药物治疗或心理治疗，但效果有限。之后来台州医院心理卫生科就诊，在一次咨询过程中，医生跟他探讨如何通过"接纳"、"旁观"、"允许"、"放下"等途径去"做大脑的主人"，他说了一句："医生，你是站着说话不腰疼，太痛苦了，怎

么能'做大脑主人'呢?"此后很长时间都没来就诊。数月后,因来医院看咳嗽问题顺路来心理卫生科看望一下就诊过的医生。当医生问他现在状况如何时,他说:"强迫已经没有了。"当医生好奇地请他谈谈经验时,他说:"自从上次离开医院后,无意中读到了托尔斯泰的书,发现写得太好了,就一门心思沉浸到里面,后来也不知道为什么,强迫念头不来捣乱了。""当时难以理解您说的'做大脑主人',现在明白了,只要做建设性的事就是'做大脑主人'。"

第二例是冲动控制障碍的来访者,男性,45岁,20多年来难以控制自己的性冲动。经过大街的"红灯区"时就不由自主地走进去,尤其看到穿红色衣服的女性,更是控制不住地上前搭讪、跟踪,曾有数次因偷红色衣物及偷窥被人殴打,但仍无悔改。用他老婆的话说,"只要遇到穿红色的雌性,他都想上。"来访者的头颅 MR、内分泌激素等躯体方面检查正常,曾服用抗强迫症的药物和抗精神病药物治疗数月无效,遂来我们心理卫生科尝试心理治疗。在进行分析性心理治疗结合正念禅修治疗一年之后,来访者培养出了爱人的能力,不再任由大脑和生殖器支配了。

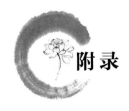 **附录**

附录一：禅意生活的基本特征

幸福是真理结出的欢乐之果。

——圣·奥古斯丁

总结我们"禅疗"实践的经验，禅意生活至少具有如下的基本特征：

1. 具有生存的基本能力，能自食其力，并以此为荣。

2. 具有进行内省／反思的能力，能不断地反思自己的人生，了解自己的优缺点，不断学习并逐渐朝向更有意义的人生之路前进。

3. 具有放慢速度的能力，能认识到生命是一次短暂的历险，品味瞬间的存在感。

4. 把关注的焦点集中在自己所热爱的事情上，时刻保持与自己的价值观协调一致。

5. 对生活和生命的奥秘保持开放，关注人类生存的目标和现实，并尽力与其保持一致。

6. 欣赏生活事件，更多地融入生活，融入世间百态，融入自我。

7. 尊重自己的生命规律，以适当的方式照顾自己的身体，允许它时而健康，时而不太好，时而精力旺盛，时而疲惫不堪。

8. 享受这个世界无偿给予我们的一切，如清泉、空气、花草等等，并善待大自然。

9．对他人有爱心，关注他们的需求以及种种苦难，至少能学会关注和照顾另一个人。

10．具有质疑的能力，不自以为是和想当然，不盲从。

11．承认"人生本苦"，把痛苦当作某一时刻的教师，在苦难中创造意义。

12．承认"世事无常"，对生活的演变保持关注并接受，时刻做好准备，从容应对死亡。

相应地，下面特点是禅意生活的反面：

1．忙碌和仓促。

2．教条和刻板。

3．暴饮暴食。

4．紊乱无序。

5．自我膨胀或自我萎缩。

6．专注于金钱、性、地位。

7．专注于消费主义、时尚、随大流。

8．沉迷于电视、网络、游戏、娱乐。

9．沦为机器、信息、工作的奴隶。

10．强迫性地进行积极思维／保持乐观或强迫性地进行消极思维／灾难化想法。

11．固执己见。

12．极端化。

附录二：修禅可以为我们做什么

让感官和思想的注意力，

转移到内心之中，

你，就能乘坐着梵天之舟，

奋起渡过恐怖的水流。

——《白骡仙人奥义书》

修禅对我们有哪些好处？能够为我们做什么？国内外已进行了大量的研究。作者根据自己多年开展"禅疗"的经验，把修禅的主要用途总结为以下九条：

1. 修禅可以帮助我们认识自己

在古希腊德尔斐的阿波罗神庙入口处上方刻着神留给人类的箴言："认识自己。"这一行字提醒我们：无论神给了我们多少神谕，都没有"认识自己"来得重要。

一个人是否认识自己？认识得多深入？一个人是否有自知之明，能够知道自己的优缺点，知道自己的兴趣爱好，知道自己的人生使命和生命蓝图，知道自己是真诚的或虚伪的，知道自己现在处于什么样的情绪状态？是否知道自己说这些话、做那些事的真正原因？当负面情绪出来时，能不能看清其背后的认知图式？

心理学研究表明，人90%以上的言行举止是由潜意识里的动力驱使着，那么，我们是否有能力穿透迷雾，洞悉潜意识里的真相，而不是在人世间像"盲人摸象"一样地盲目蠢动呢？

修禅可以帮助我们认识自己。

当处于"修禅"的状态下，我们的身心就会放松而宁静，意识就会清晰而专注。这样，我们就可以像通过显微镜观看微生物世界一样观看内心起伏的念头。此外，修禅可以帮助我们摘掉面具，看清内在的真相；帮助我们倾听内心真实的声音，看清自己的心理运作模式。

久而久之，修禅就帮助我们实现从"无明"到"觉知"的优雅转身，从而从痛苦中解脱出来，活出生命的意义。

2. 修禅可以帮助我们疗愈心理障碍

心理治疗发展到今天，各种治疗技术有如百花争放，各有各的独到之处，相应地，也各有各的局限性。它们的共性都是"术"，即"技巧"，而不是"道"，操作起来也相对复杂。修禅不仅仅是"术"，而且是"道"，经过简单指导，适合人们"自我训练"。

如果把现代心理治疗技术与禅修整合，那么这样的疗愈将会更加彻底。作者已在《与自己和解：用禅的智慧治疗神经症》和《做自己的旁观者：用禅的智慧疗愈生命》两本书中对此进行了详细阐述。

3. 修禅可以帮助我们疗愈躯体疾病，改善身体健康状况

现代医学已经开始认识到，躯体疾病有很大比例源于心理因素。作者体会，凡是与心理因素有关的躯体疾病及慢性病，都可以运用修禅来帮助疗愈。

例如，对于感冒、心因性疼痛、心因性呕吐、过度通气综合征、紧张性头痛、月经不调、功能性性功能障碍等，通过"禅疗"，往往恢复得比较彻底。对于支气管哮喘、高血压、偏头痛、慢性胃肠病、糖尿病、关节炎、癌症等，在进行正规的现代医学治疗的情况下开展"禅疗"，将会有助于病情的缓解。因为，我们的身体具有神奇的自我疗愈机制。作者已在《唤醒自愈力：用禅的智慧疗愈身心》一书中对此进行了详细阐述。

4. 修禅可以帮助我们处理日常生活中的小恙

对于一些会给日常生活带来麻烦，又还没严重到看医生的情况，如容易忘事、夫妻性生活不满意、对人生感到迷茫、感情问题、婚姻问题、免疫力低下等等，均可通过修禅来帮助。因为"禅疗"可以与潜意识进行深层次沟通，调动内在的智慧和能量。

5. 修禅可以帮助缓解疼痛

已经有大量的证据表明，正念禅修可以缓解各种慢性疼痛。

有一项研究发现，90 名慢性疼痛病患者在接受 10 周的正念禅修训练之后，原本深受疼痛、消极身体反应、负性情绪等纠缠的患者，其疼痛感都得到了明显的减轻。患者还参与了其他一些活动，比如每天自己准备用餐和驾驶，而这

些活动是他们之前不愿去做的。渐渐地，他们抗疼痛药物的使用开始减少，而自我认同感则在增加。和另外一组接受一般疼痛治疗方案的病人相比，接受正念禅修的患者改善效果明显要好得多。

6. 修禅可以帮助人们戒除不良行为

人类的成瘾行为种类繁多，如常见的烟瘾、酒瘾、毒瘾、赌瘾、网瘾、色情瘾、购物瘾、偷窃瘾、收集瘾等。

从心理学角度看，这些成瘾行为都有心理形成机制。而禅修可以帮助我们认识到自己想要避开的各种负面情感，认识到这些不良行为所得到满足感的短暂性，从而帮助人们戒瘾。

7. 修禅可以提高专注力，进而改善记忆，提升学习和工作效率

禅修中的"观呼吸"训练即是专注力训练。

8. 修禅可以帮助失眠的人更容易入睡

失眠症在人群中非常普遍，许多人长期依赖药物治疗。安眠药服多了除可能导致成瘾外，还会产生其他一些副作用。

入睡有如放松一样不需要特别的前提，带着入睡的愿望反而不可能入睡。针对失眠症患者存在的预期性焦虑，修禅可以让人放松，让患者对自己的身体产生足够的信任，让他相信自己的身体能够完成所需要的睡眠，从而缓解预期性焦虑，自然而然地进入睡眠状态。

9. 修禅可以增强幸福感

每个人都希望自己幸福一点儿。所有你从事的行为，都是为了让自己达到更快乐和幸福的状态。可问题是，怎样才能更好地增强快乐和幸福感呢？业已证明，只是一味地努力保持"好心态"似乎没有什么用。你需要形成一些规律性习惯，用更真实可靠的方法提升自己的幸福感。从事幸福感研究的积极心理学家和科学家认为，正念禅修即是答案。

附录三：简要的"坐禅"方法

至道无难，唯嫌拣择；但莫憎爱，洞然明白。

——僧璨

过禅意人生离不开"坐禅"。本文介绍一些我们在"禅疗"过程中常用的"坐禅"方法。

（1）找一个安静的地方坐好，保持一个舒适的坐姿，你可以坐在椅子上或坐在地板上，但要确保脊柱是直的。

坐好之后开始**观照呼吸**练习

（2）把你的注意力聚焦到呼吸感最强烈的地方。可能会是你的鼻孔周围，也可能在胸部，还有可能在小腹。不管选用哪个位置做"锚点"，你只需将注意力轻轻地集中在那里，全力融入每一次气流的吸入和呼出。无须改变呼吸的节奏和深度，也无须思考它。只需要感受，好好地感受每一次的呼吸。

（3）当把注意力集中到呼吸上时，过不了多久，你的思维就会走神。这是自然现象，不必担心，你只需轻柔而友好地将注意力重新引导到任何你感觉到呼吸的部位上即可。不要加以任何指责和判断。你的思维或许会走神上百次，或者每次走神很久。每次走神的时候，你都可以缓慢地、轻柔地将注意力引导回呼吸上。

（4）每次练习可以持续 10 分钟，或者更长一点，只要你感到舒适。

如果觉得观照呼吸的练习做得比较熟练了，你可以开始去做下一阶段的练习——观照呼吸加**观照身体**。

（5）将聚集到呼吸的注意力，扩大到整个身体。你要感知到整个身体正平稳、平衡而坚定地端坐着，就像一座大山。呼吸的感觉是身体的一部分，因此，你要感知到整个身体都在呼吸。

（6）当你的思维游离到思考、主见、梦幻或焦虑中时，你可以轻柔地将注意力拉回对整个身体的感知上。

（7）记住，你的身体每时每刻都在呼吸，在通过皮肤呼吸。你的全身都要感觉到呼吸。

（8）继续怀着开放、宽阔、好奇、仁爱和接纳的态度，进行 10 分钟的观照身体练习。如果你愿意，可以做更长时间。如果你身体的某个部位感到不太舒服，可以将气息呼入那个不舒服的部位，看看有怎样的效果。

如果觉得观照身体的练习做得比较熟练了，你可以停下来，进行**观照声音**的练习。

（9）将观照呼吸和观照身体告一段落，开始观照声音。起初，你可以感知一下身体中的声音、你所处房间的声音、整个建筑的声音，最后，感知到屋外空旷悠远的声音。让声音自然地渗透进你的身体，而不是你刻意地去捕捉声音。不费力气地去倾听，让它自然到来，自然发生。不要给声音打任何标签地去倾听，尽你所能。比如，当你听到飞机飞过的声音，或者门关上或鸟叫的声音，你要倾听声音本身：它的音调、音色和音量。而不是去想"哦，那是一架飞机。"

（10）一旦发现自己的思维开始浮现，要轻柔地将注意力拉回到倾听上来。

（11）就这样持续练习着。

如果观照声音的练习做得比较熟练了，你可以停下来，进行**观照思维**的练习。

（12）当你准备好以后，把注意力从对声音的外部体验转到你的内心思维上来。思维可以以声音的形式出现，让你听到；也可以以图像的形式呈现，让你看到。你可以以进行观照声音的方式，同样地观看或倾听你的思维。不要带任何判断或指责，全力去接受，保持开放的心态。

（13）观察你的思维涌起和消散，就像观察天空中的云彩一样。不要强迫自己产生什么思维，也不要强迫所产生的某种思维消散。尽力在你自己和你的思维之间，创造一段距离、一个空间，看看会有什么效果。如果某种思维突然消散，看看你是否能平和处之。

（14）观察思维的另一种方式就是想象你正坐在一条河的岸边。当你坐在那里，树叶从河面漂过，不断地有树叶漂过。把你的每一种思维放在每一片经过你身边的叶子上。静静地坐着，观察叶子静静地漂过。

（15）你的注意力可能经常会被某种思想困扰，你的思维会被它固定。每当意识到这一点，你要镇定地从你的思维中后退一步，从远处再观察它们一次，尽你所能。当你因为思维的飘忽游离而责怪自己时，你要意识到思维仅仅是思维。用这种心态再观察一下。

（16）就这样持续练习着。这些细微的行为需要花时间去培养。尽你所能，接纳这期间出现的任何感觉，无论你是否能够成功地专注起来。

如果观照思维的练习做得比较熟练了，你可以停下来，进行**观照情绪**的练习。

（17）现在，转向你的情绪。注意一下你涌起的任何情绪，它们是积极的还是消极的？用开放的胸怀对待你的情绪，并感受它，尽你所能。这种情绪是从你身体的哪个部位涌起的？它是全新的还是你所熟悉的？是只有一种情绪还是好几种情绪的堆叠？你是想逃离情绪，还是想让它保持住？在你持续观察它的同时，把这种感觉呼吸进来。用一种好奇、友好的方式观察你的情绪，就像一个年幼的孩子看到一个新奇的玩具那样。

（18）就这样持续练习着。这些细微的行为需要花时间去培养。尽你所能，接纳这期间出现的任何感觉，无论你是否能够成功地专注起来。

如果观照情绪的练习做得比较熟练了，你可以停下来，进行**无选择觉知**的练习。

（19）无选择觉知是开放性地对待你头脑中产生的任何内容（如声音、思想、身体感觉、感受或呼吸）。你只需要以宽阔、接纳和欢迎的方式感知它。注意到任何一种最为强烈的意识，并将它释放掉。

（20）如果你发现你的思维总是走神，你需要回到观照呼吸上来，让自己平静一些，然后再考虑下一次的练习。要对你的头脑中产生的任何内容都保持好奇心，而不是总想试图改变什么。

（21）练习10分钟，停止"坐禅"练习，活动一下身体，然后缓慢起身，并为自己进行这次体验当下的练习庆祝一下。祝愿一切都祥和安宁。

附录四：有助于过禅意生活的小贴士

除了如何生存，其他事情都已经介绍得非常清楚了。

——吉恩－保罗·萨特

过禅意生活就是根据禅学中的理念和方法去生活，去解决死亡、自由、孤独、无意义等存在性问题，让自己能活在当下，时刻体验到"人"的存在。下面是作者在"禅疗"实践过程中总结出的一些经验，供大家参考。

1. 每天抽出一些安静的时间

这是过禅意生活的建议中最重要的一条。每天抽出一些时间进行"坐禅"练习，每次持续的时间最好在10分钟以上。通过每天专门的练习，你可以强化自己的觉知力。

这跟每天做运动来保持身体健康的性质一样。如果每周只进行一次训练，那么就不会有太大的收益。

每天的练习内容，可以只是静静地坐一会儿，感受一下自己的呼吸和躯体。下面几条方法可以帮助你提高依从性：

（1）可以在相同的时间练习"坐禅"，并形成规律；

（2）不要对自己太苛刻，如果觉得10分钟太长，可以按自己可控的时间来练习；

（3）可以在你的电脑或手机上设置提醒。

2. 每天早上问自己三个问题

早上醒来后，不要着急起床，先静静地躺一会儿，闭上眼睛，看看你的头脑正在想什么，身体有何知觉，身体内部的状态如何。问自己三个问题：

（1）我在想什么？

（2）我有什么感觉？

（3）身体内部有什么知觉？

3. 学习倾听

当遇到某人时，要和自己的感觉而不是观点相遇。用自然的方式看着那人的眼睛，听听他要说的是什么，而不是总想着你自己想说什么。要满怀好奇的心态，并且提问，而不是过于沉溺在自己的观点里。站在别人的角度看问题：站在别人的立场上，看看你会怎么样？你感觉如何，你又想怎样？

4. 欣赏自然之美

如果可能，保持与大自然接触，体验融入自然的感觉。或者，你也可从事一定的园艺劳动，如除草、种植等，这会让自己亲身经历从播种到发芽、到开花和结果的过程，体验劳动所带来的果实。有研究表明，园艺劳动能改善健康：

> 在一家养老院里，所有老人的房间里都放置了盆景植物，但他们被分成两半：一半老人仅仅有花来朝夕相处，另一半老人则被告知护士会全程照顾他们。那些有责任心去浇灌和养育植物的老人，明显比另一半要活得长久。

5. 享受旅途的快乐

修禅不一定非要坐着，也可以通过"走路"的方式进行，又叫"行禅"。全心全意去体验自己的行走，主动去感知脚和地面接触的感觉，走得尽可能慢一些，并注意自己呼吸的速度和深度。

6. 享受现时此刻的奇妙

现时此刻是我们所拥有的唯一时刻。如果你正遭受某种困难，可能会感觉到现时此刻一点都不美好。没关系，我们只需要尽心处理现时此刻所面临的事情即可，不管任何事。

要真正享受现时此刻的奇妙，你需要充分去体验自己的感觉，学习用孩子天真的目光去看周围的世界，不带任何评判。

你也可利用专注于呼吸的方法连通现时此刻，当吸入气息时，想象"自己正处于现时此刻"；当呼出气息时，想象"这是多么美妙的时刻"。

同样的，在排队时、候车时、办理业务时，都可以这么处理。例如：

（1）当你排队时，不要让时间无谓地浪费掉，你要唤醒自己的意识。去主动地注意一下你周围的色彩和声音。或者挑战一下自己，看看自己能否让意识保持在地面的脚上，做 10 次深呼吸。

（2）当你在红灯前停下来时，你可能会让自己习惯性地处于失望和不耐烦的状态。现在，你可以尝试进行交通信号灯场景的冥想，让自己做几次正念呼吸。

（3）当电话铃声响起时，让它振几次铃后再接听。

（4）改变日常生活习惯。如果以前习惯性地开车去上班，那么你可以尝试一下步行或者骑自行车。

7. 对负性情绪保持开放

当你感觉心情低落、紧张或愤怒时，不要向你正经历的体验中注入另外一些不同的情绪。你需要留意现时此刻，并尽你所能地对自己的负性情绪保持开放。因为，所有的情绪都有开始和终结。你要做的只是把自己作为一个暂时的旁观者，去观察各种感觉。另外，你要把自己和自己的情绪分开对待。也就是说，"我不是我的情绪"。

心理卫生科的临床经验告诉我们，直面并靠近负性情绪，而不是被迫让它逃离，通常会达到驱散负性情绪的效果。因此，当负性情绪来临时，你首先要感知到消极情绪，不要试图逃离，然后，尽你所能，怀着仁爱、好奇、开放、非评判性的态度去体会。如此，我们可能从负性情绪中观察和探索出对人生有意义的内容，并且从中得到成长。

8. 不轻易相信大脑中蹦出的事情

如果你头脑中有某种思维，如："我是一只会飞的、粉红色的熊猫。"你自然不会相信，因为这是个疯狂的想法。那么，你为什么会相信"我很无用"、"我不会变得更好"、"我不能坚持了"这样的思维呢？这些都是思维，是从你脑子里蹦出来的思维。因此，不要轻易相信你大脑中蹦出的任何事情。人的思维总是不断在做出假设和相关性，但都不是实相。"现在我感觉情绪低落"可能是真的，但是"我总是感觉压抑"却未必是真相；"他没有尽好他的义务，我很生气"可能是事实，但"他总是不帮我"却不一定是事实。

因此，我们需要学习观察思维的本质，改变你和思维之间的关系，要把思维仅仅看成是思维，而不是事实。如此，你就能获得自由。

9. 心怀感恩

人们往往想得到他们没有的东西，而不是想得到他们已经拥有的东西。所以，我们需要练习感恩。有一首诗是如此描述感恩的：

当你事与愿违、两手空空时，请你心怀感恩。你若是这样，那你还有什么不可向往的？

当你不明事理时，请你心怀感恩，因为这样你就会获得学会明理的良机。

请你对人生的低潮背时心怀感恩，在此期间，你将获得成长。

请你对人生的困苦阻隔心怀感恩，因为它会给你良机自我提高。

请对新的挑战心怀感恩，因为它会增强你的力量和个性。

请对你的舛错失误心怀感恩，因为它们会教给你很有价值的经验。

请在劳累倦怠时心怀感恩，因为这意味着你已经与众不同了。

对于好运好事，人人易于心怀感恩。

硕果累累的人生常眷顾于那些对人生挫折心存感恩的人。感恩之心可以将消极人生转变为积极人生。

请你为自己的人生遭际寻求一条通道心存感恩，这些不如人意就会成为你的福祉所在。

下面是一些培育感恩之情的方法：

（1）怀着感恩睡觉

在睡觉之前，花数分钟思考 5 件让你充满感恩的事情。这些事情可能是日常生活中非常简单的事。你无须对此充满特别强烈的感恩，只需要默默地回忆每一件事情。

（2）说"谢谢您"。

（3）做一件感恩他人的事情。

不一定非得是大事情，日常生活中的小事即可，如发一个"谢谢您"的短信或贺卡。也可做一件小事情，如因为某人工作出色给他沏一杯茶或咖啡。

图书在版编目（CIP）数据

过禅意人生：存在主义治疗师眼中的幸福/包祖晓著. --北京：华夏出版社，2018.10（2023.8重印）

ISBN 978-7-5080-9566-0

Ⅰ.①过…　Ⅱ.①包…　Ⅲ.①精神疗法　Ⅳ.①R749.055

中国版本图书馆 CIP 数据核字（2018）第 190422 号

过禅意人生：存在主义治疗师眼中的幸福

作　　者　包祖晓
责任编辑　梁学超　　苑全玲

出版发行　华夏出版社有限公司
经　　销　新华书店
印　　刷　三河市万龙印装有限公司
装　　订　三河市万龙印装有限公司
版　　次　2018 年 10 月北京第 1 版
　　　　　2023 年 8 月北京第 3 次印刷
开　　本　710×1000　1/16 开
印　　张　14.75
字　　数　120 千字
定　　价　59.00 元

华夏出版社有限公司　地址：北京市东直门外香河园北里 4 号　邮编：100028
　　　　　　　　　　　网址：www.hxph.com.cn　电话：（010）64663331（转）
若发现本版图书有印装质量问题，请与我社营销中心联系调换。